ドクターズダイエット

痩せるだけがゴールじゃない！

循環器専門医
日本スポーツ協会公認
スポーツドクター
野田泰永

まえがき

「また数値が悪くなっちゃいましたね。体重も先月より1kg増えていますね」

「自分では間食も減らして、ちょっと頑張ってみたつもりなんだけどな」

「これ以上、数値が悪くなったら薬を増やさないとダメですね」


毎日のように診察室で繰り返される患者さんとの会話です。1か月前には「次までに絶対痩せてくるから」と診察室で意気込んでいた人が、今月も痩せられず、悪いことをしたように悲しい顔をしてクリニックを受診される。健康になるためにクリニックに通ってきているのに、何だか落ち込ませてしまい、こちらも罪悪感を覚えながらその背中を見送る……。そんな診察室の日常的な光景です。


私は循環器専門医で、主に生活習慣病の患者さんを診ている開業医です。

生活習慣病とは、食事や運動、休養、喫煙、飲酒などの生活習慣が深く関与し、それらが発症の要因となる疾患の総称です。ですから、通院してこられる患者さんの多くに食事指導や運動指導などを日々行なっています。そして、そのほとんどが「ダイエット指導」となります。

通院してこられる患者さんたちは「自分が幸せになるためにダイエットしたい」と思っているのに、診察室で私と交わす会話で悲しい気持ちにさせてしまう、というケースもあるのが現実です。

医師としてもう少し前向きの答えを出せないものか……と常に考えていますが、実際の限られた診療時間の中ではなかなかその方法や取り組み方について、あるいは気持ちの持ち方についてしっかりと説明することができません。

そこで循環器専門医でありスポーツドクターである私が、自分自身が経験したダイエットを基に、皆さんの前向きな気持ちを少しでも支えたい、そんな思いからこの本を書いてみようと思いました。

とはいえ、そんな私も2年ほど前までは、ぽっちゃりしたお腹に毎日がっかりしているおじさんでした。しかし還暦を迎えてこのままでは本当に駄目だと真剣に食事と運動に向き合い、体重を75kgから65kgまで落とし10kg減量。体脂肪率も24%から14%まで落としました。

決して全部がうまくいったわけではなく、たくさんの失敗や後悔もありましたが、そんな経験をここで皆さんと共有し、皆さんには健康的で効果的なダイエットを実践して欲しい。この本はそんな思いも込めています。

皆さんは特に病気を持ちあわせていないかもしれません。それでも、この本を手に取っていただいたということは、「もう少し体重減らしたい」とか「ぽっちゃりしたお腹を少しでも凹ませたい」とか、そんなことを考えていらっしゃるのではないでしょうか。

この本を手に取ってくださったすべての人には、効率的で健康的に痩せてカッコ良くなってほしい。それには、科学的根拠に基づいたダイエットを実践していただく必要があります。

医師である私自身のダイエットの経験が、皆さんのお役に立てたら幸いです。

本書では「ダイエット」という単語を多用しています。

日本語で一般的に使われているダイエットという単語は、英語の〝Ｄｉｅｔ〟から来ています。それには2つに意味があり、ひとつは食事そのもの、或いは食習慣を指します。もうひとつは、ある特定の目的を持った食事制限を示します。日本語では食事制限を伴う減量のことをダイエットと呼ぶことが一般的になっており、本書で使用する「ダイエット」もその意味であると考えていただいて構いません。

しかし、ダイエットはその語源をさらに辿れば、ギリシャ語の「ディアイタ（διαιτα）」という言葉にたどり着きます。

この言葉には「生活習慣」や「生き方」という広い意味があり、生活全体の管理やバランスという意味合いもあります。

ドクターズダイエットの「ダイエット」は直接的な意味では減量のことですが、広い意味では語源の意味する、生活全体の管理やバランスといったことまで含んでいると考えていただいても構いません。

目次

第2章 ダイエットの落とし穴

第3章 ドクターズダイエット ～食事編～

第4章　ドクターズダイエット～運動編～

第5章 カッコいい体をキープするために必要なマインドセット

第1章

私自身が経験したダイエットの記録

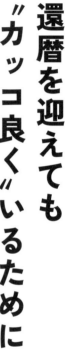

還暦を迎えても〝カッコ良く〟いるために

２０２２年２月６日、私は60歳の誕生日を迎えました。そう、還暦です。

20代だった頃、職場のドクターが還暦を迎え皆に祝ってもらっているのを眺めながら「もうあの先生も還暦か。そろそろ引退だな」なんて、とても不謹慎なことを考えていたのに……。今では自分がそう見られている年齢となっていることに愕然とし、改めてがっかりしました。

そして20代の頃は体重が66kgぐらいだったのに今では75kgになり、減らそうと思ってもなかなか減らない自分の身体に手を焼いている。そんな状況でした。

学生の頃は水泳やアーチェリーなどをやっていたこともあり、運動は日常的なものでしたし、ダイエットとも無縁でした。

医者になってからも時間を見つけてスポーツクラブのプールで泳いだり、通勤で自転車を使ったり、できるだけ運動はしていたつもりでしたが、年齢とともに少しずつ贅肉がついていったのでしょう。

腹筋が脂肪に埋もれて見えなくなっているボテッとしたお腹は、どう考えてもカッコ悪い。毎年毎年、確実に育っていく自分のお腹を眺めながら毎日フーっとため息をついていたそんなある日、コンビニの雑誌スタンドで腹筋がバキバキのシックスパックに割れたカッコいい青年の写真が目に止まりました。

「一度こういうふうになりたかったな」「もし、そうなれるとしたら今がラストチャンスかも」そんなふうに思いました。

なぜだか、その時は無性に周りの人から「カッコいいね」とか「スタイルが良くなったね」とか「頑張っているね」とか、そんなことを言われてみたいなと思いました。

今やらなかったら、もう今後カッコよく痩せられるチャンスはないだろう。

コンビニの雑誌スタンドの前で「今日からもう一度ダイエットしよう」と強く思い、その日が私の人生最後のダイエットのスタートとなりました。

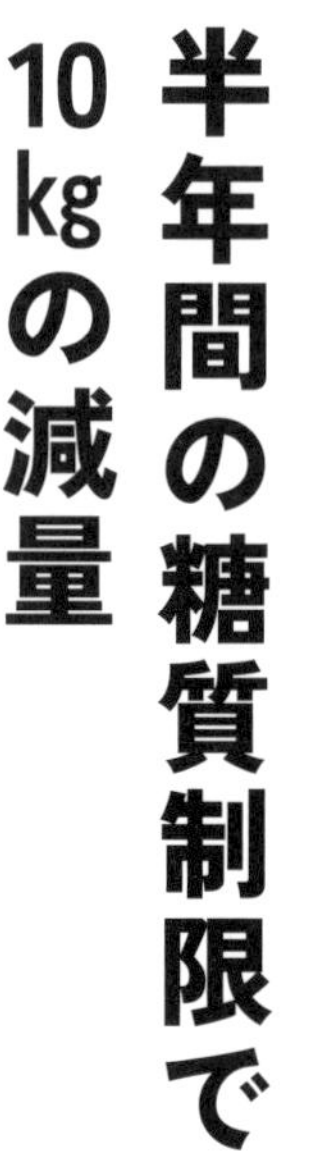

半年間の糖質制限で10kgの減量

私は日々、高血圧や糖尿病、脂質代謝異常症など生活習慣病の患者さんや、心臓病、不整脈などの患者さんを診察しています。また、循環器専門医であると共にスポーツドクターとしていろいろな勉強もしてきました。

しかし、専門知識はありながらもダイエット経験はなし。現実はぶよぶよのお腹を目の前にして、内心もう若い時と違って代謝も悪くなっているし、みんな誰でもそうなるからしょうがない、と現実の自分を正当化していたんです。

でも今回がラストチャンス。失敗しないダイエットをしようと心に誓いました。

日頃から私は糖尿病の方をはじめ肥満に悩む患者さんに、糖質制限ダイエットをお勧めしています。

それが多くの人にとって実行しやすく、効果も上がっていたからです。実際、糖質摂取量を1日130gまでに抑えた食事[1]がきちんとできている人は、1か月後には体重も減らして診察室にも自信にあふれた元気な顔を見せてくれますし、血液検査をしてもいろいろな数字が改善していることを多く経験してきました。

ですので、なかなか体重が減らない患者さんには「まずはお米とパンと麺を極力控えて、代わりにおかずをしっかり摂ってください」とお話するようにしていました。

今回、自分にとっても人生最後のチャンスだと強く思って始めたダイエットでしたので、糖質制限を基本に食事制限を行なうとともに、1日20分から30分、場合によっては1時間ほどのウォーキングやランニングを積極的に取り入れました。

身長172cm、体重75kg、体脂肪率24%。

60歳になった私がこのようなダイエットでどれぐらい痩せられるのか――。チャレンジです!

この頃はコロナの感染が再び広がっている真っ只中でした。どうしても出なくてはいけない会合や食事会も少なくなっていたので、食事の管理はある程度自分で思った通りにできたこともあり、この時期はほとんどお米やパン、麺を摂らず、しっかり糖質を制限して、かなり摂取カロリーも減らした食事を摂るようにしていました。

糖質制限を始めて腹筋の輪郭が浮かび上がってくるようになるまでは約１か月、順調に体重が減ってきて、やはり苦労と我慢をすれば体重が減るんだなということを実感しました。

ウォーキングやランニングにはトレッドミルを活用しました。

私が院長を務めるクリニック内には健康増進施設があり、その一角にトレッドミルも設置しているんです。時間を見つけて１日１回、ここで運動をしました。

最初は時速４㎞の設定で10～15分歩くだけでも「結構運動したなあ」という感覚になり、それ以上はしんどい。

ところが、これを１週間、２週間、３週間と続けていくうちにだんだん体力がついてくるのか、20分、30分と長く歩けるようになるんです。さらに時速を4kmから5kmに上げて。最終的には時速10kmに設定してジョギングぐらいのペースで走れるようになりました。

食事制限と運動を始めてからは毎日体重を測って、その結果に一喜一憂していました。少しでも体重が減ると、今までの自分より若返ってきたような気がして、その数字を励みに毎日糖質制限と有酸素運動を続けました。

そんな日々が約半年間経過し、ウエストもどんどん細くなり、体重も約10kg減りました。20代の時の体重に戻ってもちろん皮下脂肪が減ったので、腹筋はちゃんとシックスパックが見えるようになりました。

そこまで体重が落ちても鏡に映った自分の身体を見ては、「もっと細くなれないかな」「まだお腹周りだぶついているな」なんて思っていました。

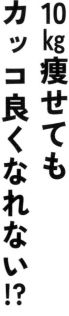

10kg痩せてもカッコ良くなれない!?

ダイエットを始めて半年以上たったある日、冷静に鏡をのぞいてみると、そこにはずいぶんげっそりとした自分がいました。

確かにお腹は凹んでいましたが、痩せこけた印象で皮膚には張りがなく、シワも目立ってきたような気がする……。

ダイエットをしていると、周りから「痩せたね」と言われると嬉しいものです。もちろん私も褒め言葉として捉えてきました。でも、家族から「げっそりした?」「痩せたけど白髪も増えてきたのでは?」なんて指摘されたりもして。

そんなことをきっかけに、自分がやっているダイエットに疑問を持ち始めたのです。

さらに「ここまで痩せたけど、この先はどうしよう?」と考えるようにもなりました。

「カッコ良くなりたい」と思って始めたダイエット。

ダイエットをスタートさせたときに目標とした20代の時の体重は達成できました。

数字だけみると、75kgだった体重が65kgに。24%だった体脂肪率は14%に落ちている。約半年間のダイエットとしては大成功と言えるでしょう。

でも、それとは裏腹に「大成功」にはとても見えない見た目になっていました。脂肪だけでなく筋肉もげっそり落ちていることが明らかで、頬もこけて老けてみる。カッコ良くなるどころか、不健康にすら見えてくる。

やはりカッコ良く、健康的に痩せないと意味がない……。

そこでもう一度自分のダイエット方法を見直してみました。

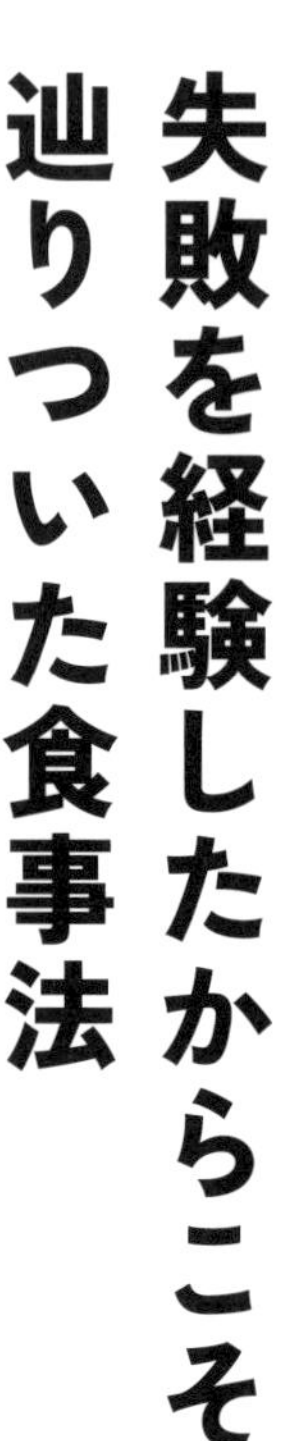

失敗を経験したからこそ辿りついた食事法

先述した通り、当初のダイエットで主に取り組んだのは食事制限と有酸素運動でした。

食事は主に糖質制限を行いました。この期間、家族での週末の食事や仕事での会食以外、お米、パン、麺類は極力控えました。糖質制限を行うことによって、血糖値の上昇を抑えることができますし、それによってインスリンの過剰分泌も抑えられます。科学的根拠に基づいたダイエット法ですので、安心して効率良く体重を減らすことができ、近年では最も定番の食事制限とも言えるでしょう。

実際に私も順調に体重を減らすことができました。

しかし「この先はどうしよう?」と考えると、このままずっとこの食生活を維持していくは難しいと感じました。

その理由のひとつとして、家族との食事の楽しみが制限されることが挙げられます。妻がせっかく作ってくれた料理を私だけ食べられないことが出てくるし、場合によっては私だけ別の料理を用意してもらうことにもなり兼ねません。

たとえそのことを妻が気にしなくても、私自身が申し訳ないと感じますし、やはり家族揃って同じものを食べて楽しむという雰囲気ではなくなってしまう。独身でひとり暮らしならともかく、家族と一緒に暮らしている私にとっては悩ましく感じる問題でした。

そして、もうひとつの理由として、筋肉はなるべく落とさずに脂肪を減らす食生活にシフトしたいと思うようになったことが挙げられます。

これまで実践していた糖質制限は効果絶大で体重も順調に落ちましたが、脂肪だけでなく筋肉量もかなり減らしてしまい、げっそりとした見た目になってしまいました。

げっそりするのではなく、健康的でカッコ良い身体になるためには、やはり筋肉量が重要になってくるのです。

ここから私のダイエット生活の第2章がスタートします。

まずはたんぱく質の摂取に重きを置きます。

糖質制限中のときももちろん摂っていたのですが、ここからは「積極的に摂る」ことを意識するようにしました。

ボディビルダーの方たちが身体づくりをする際「増量期」というものがありますが、これは筋肉量を増やすことが目的で、その際に体脂肪が多少増えても仕方ない、という考え方なんです。

もちろん私はボディビルダーではありませんが、この理論を取り入れてみようと思い、厳密な糖質制限を一時的に解除し、ある程度の範囲で好きなものを自由に食べる期間を設けました。そして、そんな食生活を数カ月続けて、65kgだった体重を70kgぐらいまでに戻したんです。

せっかくダイエットして落とした体重をあえて戻すことにはなりましたが、「努力して体重を落とした」という成功体験のおかげもあり、「落とそうと思えばまたできる」という心の余裕みたいなものもありました。

そして「増量期」を終え、引き続きたんぱく質を積極的に摂りながらの糖質制限を数か月実践。今度はなるべく筋肉を落とさないように気を付けて68kgまで体重を落としました。

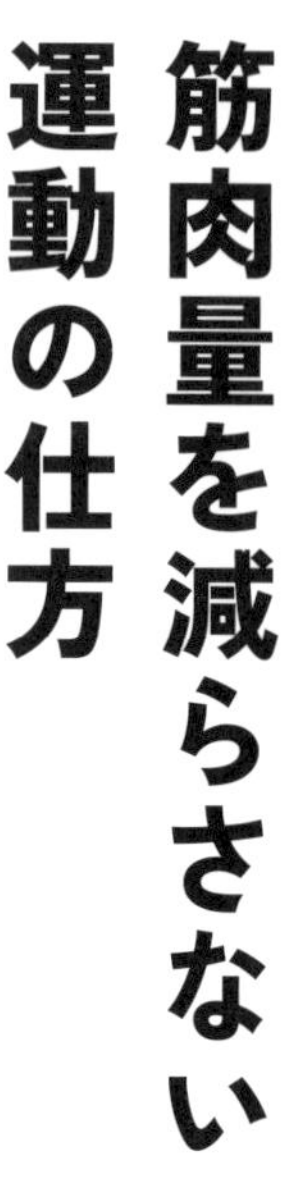

筋肉量を減らさない運動の仕方

筋肉量をなるべく落とさずにダイエットする食事のコツをつかんだら、次は運動です。

有酸素運動を行うことで体脂肪がだんだん消費されて体重も体脂肪率も下がっていくというのは事実で、実際に私もウォーキングやジョギングを実践してきました。

しかし、実は運動の仕方に落とし穴があったのです。

先述した通り、私は1日20〜30分、場合によっては1時間ほどのウォーキングやジョギングをしてきました。ところが、ダイエットのために一生懸命やっていたこの運動が筋肉量を減らす原因になっていた可能性があるのです[2]**。**

有酸素運動は脂肪燃焼に効果的なのは間違いないのですが、1日30分を超える有酸素運

動は体脂肪の減少と共に筋肉量の減少を招くというデータが多く示されています[3][4]**。**

最初は10～15分歩くだけでも疲れていたのが、継続していくうちに20分、30分と歩けるようなり、最終的には1時間ほどジョギングをするようにまでなりにました。

60歳を超えて体力的な成長を遂げられたこともうれしく、時間が許せばできるだけ運動をしようと意気込んでいましたが、この思考も変えなければいけません。

筋肉をできるだけ落とさずに脂肪を落とすためには、有酸素運動は1日30分まで。これを原則に運動を継続することにしました。

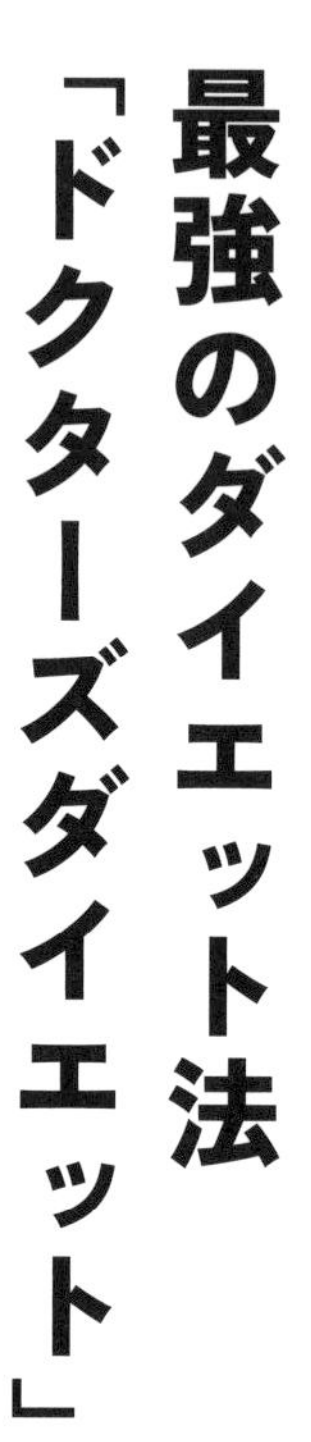

最強のダイエット法「ドクターズダイエット」

私は日々、患者さんにダイエット指導をしていたのにも関わらず、自らのダイエットで失敗をしてしまいました。

それは「体重減少＝体脂肪減少」であるかのような錯覚をしていたことが大きな原因のひとつだと思っています。

実際には、体重減少は体脂肪＋筋肉量の減少（場合によっては＋骨量の減少）であり、特に運動による筋肉や骨への刺激がない食事制限のみでは必ず筋肉量も減ります。

ですので、最初に行った減量法では体脂肪と共に筋肉量も減少を招いてしまい、それが見た目にもげっそりしたような体格になってしまったのです。

しかし、そのような失敗を経験し試行錯誤したおかげで、筋肉をなるべく落とさずに脂肪を減らすダイエット法＝「ドクターズダイエット」に辿り着くことができました。
今では筋肉量や体脂肪率を調整しながら自分の体重をコントロールできるようになり、げっそり痩せるようなことにはなりませんし、「リバウンドが怖い」というようなこともありません。

そして、この本を手に取ってくださった皆さんにも、私のように自分の体重を意のままにコントロールできるようになってほしいと思っています。

その具体的な実践の仕方は後述していきます。

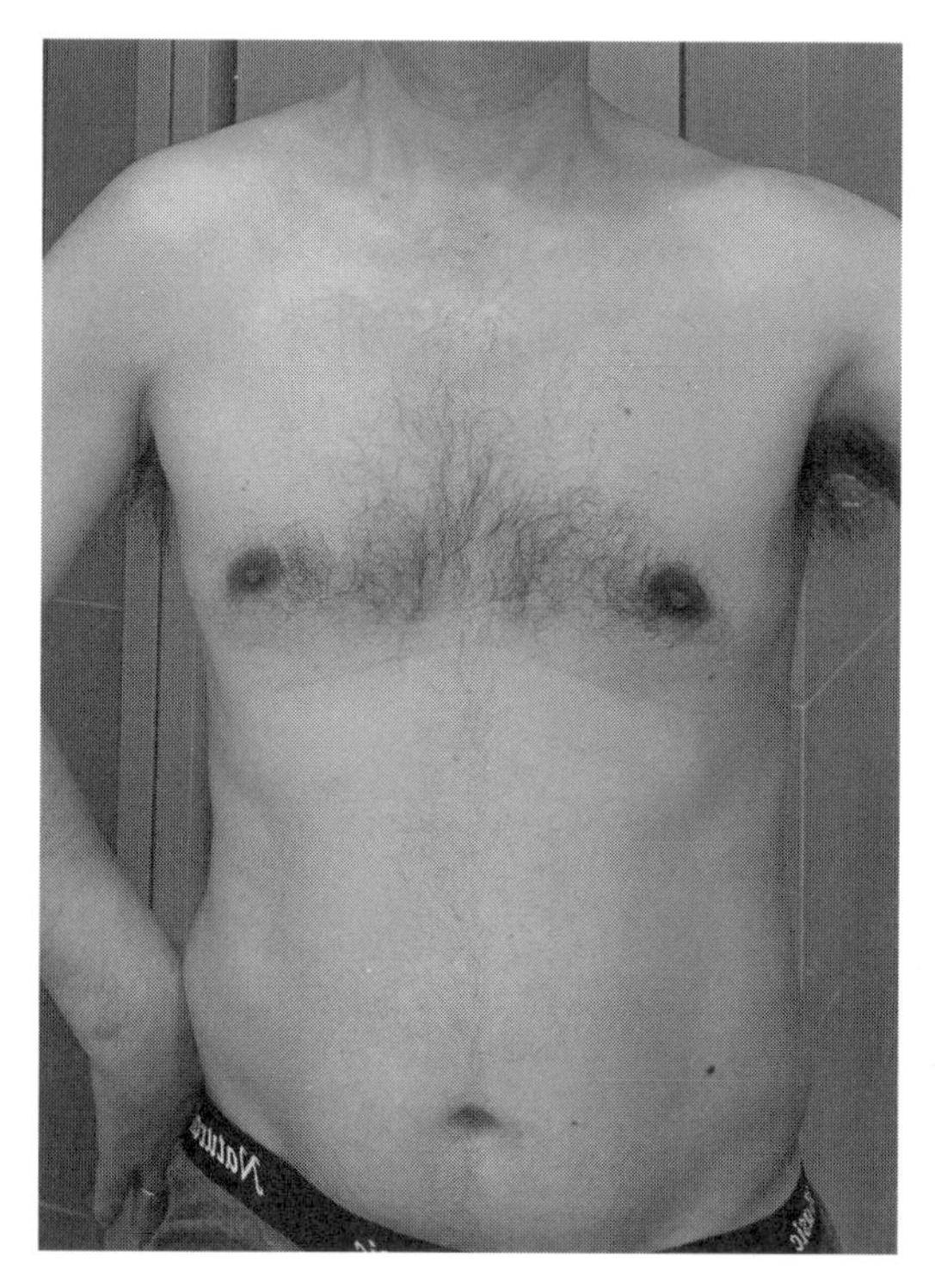

ダイエットを開始してから２週間後。
体重は75kg。お腹周辺の贅肉が目立ちます

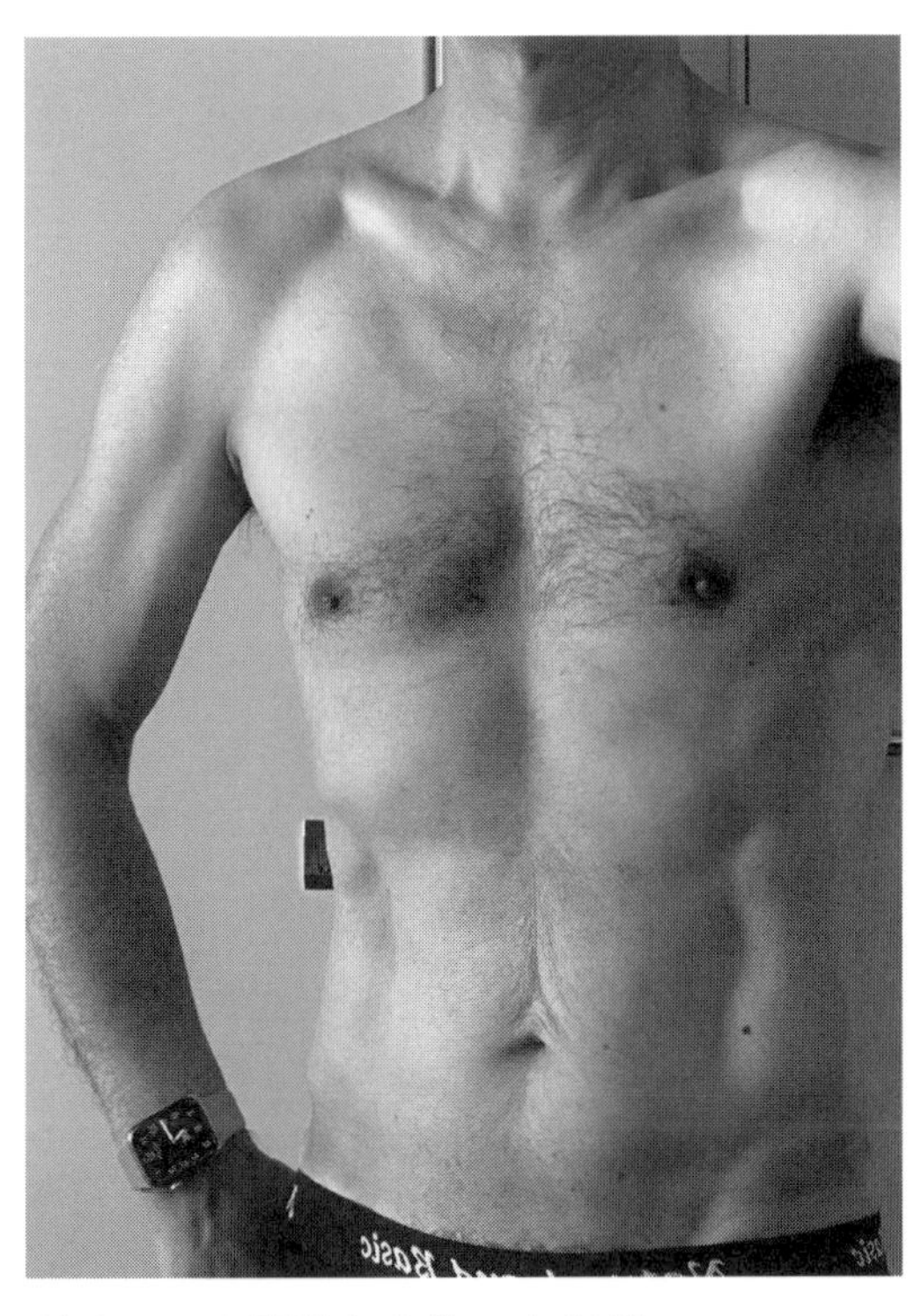

ダイエット開始から約６か月後。
体重は65㎏。お腹は凹みましたが皮膚に張りがなく周りからは「げっそりした」と言われていました

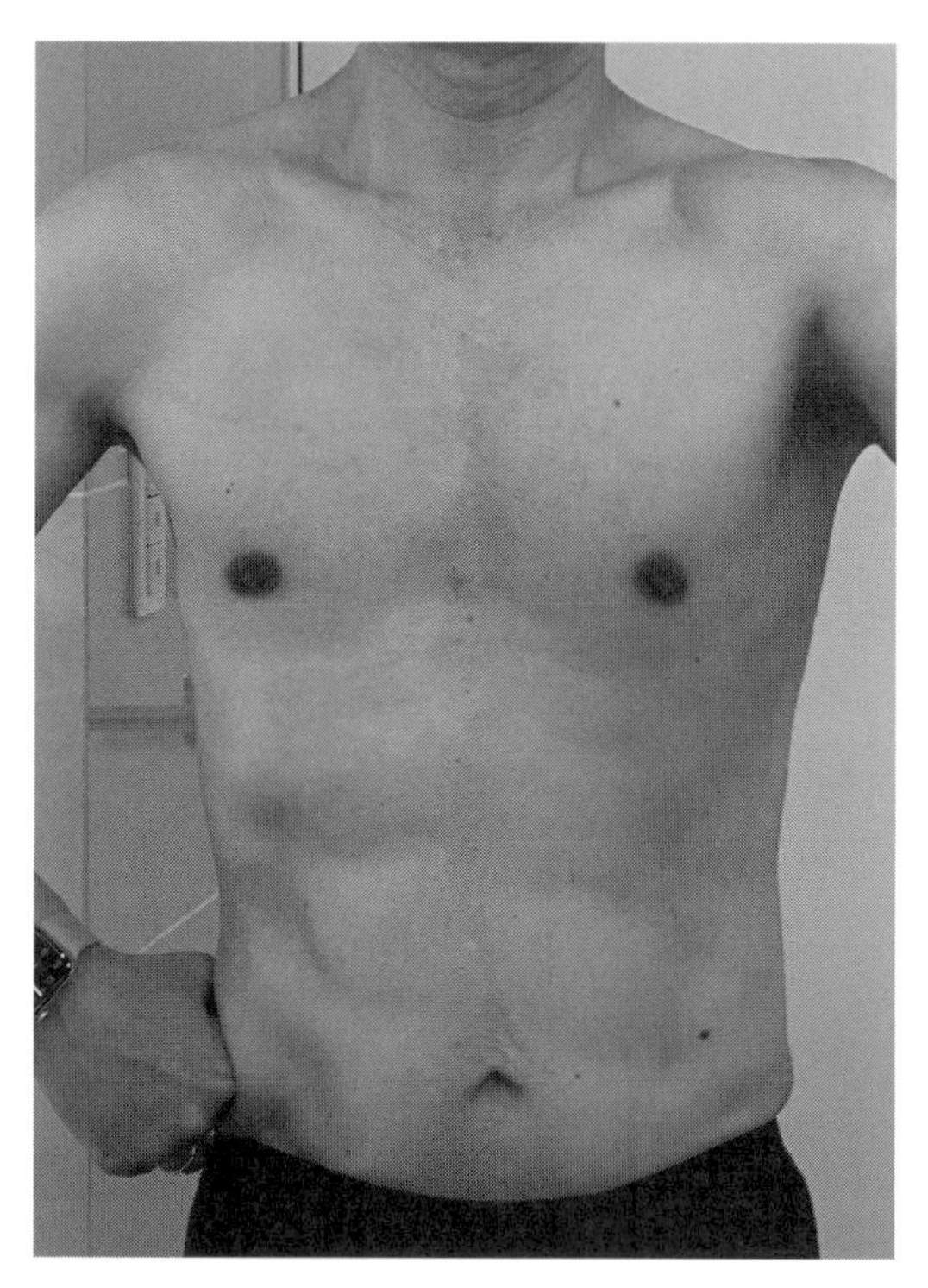

ダイエット法を見直し、たんぱく質を積極的に摂りながら糖質制限を行ない体重は68kgに。皮膚に張りが戻り、健康的に痩せることができました

第2章

ダイエットの落とし穴

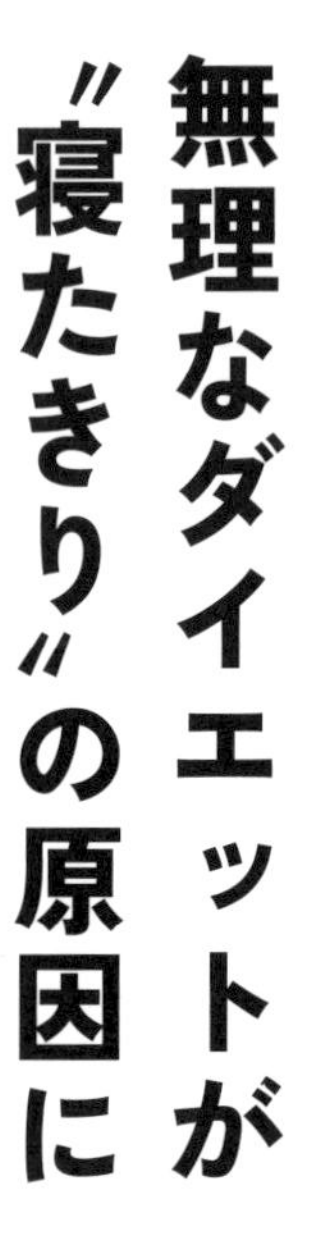

無理なダイエットが“寝たきり”の原因に

２０２３年５月、新型コロナウイルス感染症の取り扱いが感染法上、２類から５類へと変更されました。それに伴い皆さんの日常活動もコロナ以前のものにかなり近づいたのではないかと思います。

３年以上にわたる日常生活制限、それは多くの方から活動する楽しみを奪い、今まで経験することのなかった身体活動の制限を余儀なくされました。その結果、いわゆる運動不足が日常的となり、そして自宅に居る時間が長くなったことによる食生活の乱れも加わり、体重が以前よりも増えてしまったという方は非常に多いのではないでしょうか。

社会生活も以前の生活にほぼ戻りつつ今、職場の健診等を受けて体重が増えたり、コレステロール、血圧、血糖値、肝機能など、いろいろな数値が悪くなってしまったという方も少なくはないのではないかと思います。そんな現状を反映してか、最近また健康づくりに対する関心が高まっています。

その一方で科学的な根拠に乏しい安易で誰でも飛びつきやすいダイエット法がネット上でたくさん紹介されています。

簡単に、短時間に成果が出るダイエットについつい流れてしまうのもわかります。でも、例えば1日1食、あるいは2食しか摂らない食生活を送り、仮に体重が減ったとしても、それは脂肪だけが減ったわけではなく、かなりの割合で筋肉も減少しているのです。

仮に体重が4kg落ちても、すべてが脂肪というわけではなく、4kgのうちの約1kgは筋肉が落ちていると言えるでしょう[2]。

ボディビルダーの選手の減量期はいかに筋肉を落とさずに、脂肪だけを落とすかということに細心の注意を払って食事とトレーニングの管理をします。彼らと同じようなことを実践する必要はありませんが、それぐらい注意しないと筋肉が落ちてしまうという事実を知っておく必要はあります。

知識のない人が無理なダイエットを続けると、筋肉がげっそり減ってしまうサルコペニアになり、寝たきりにまっしぐら、そんな未来が待っています。

若い頃はこれくらいの距離を歩いても平気だったのに、最近少し歩くだけですぐ疲れる。何度も休憩しながら出ないと歩けない。すぐに息が上がる。しっかり歩いているつもりなのにすぐつまずいて、転倒しやすくなった。そういう状況になってきます。

しかしそれらの最初のきっかけになっているのは、もっと若い頃の無理なダイエットの可能性があります。自分の健康のために良かれと思ったダイエットが実際には自分が寝たきりになるための第一歩になっている……。誰もそんなことは考えもしないでしょう。そのようなことにならないためにも、健康的な正しいダイエットの知識が必要なのです。

筋肉を削ってまで痩せたい？

「食べなければ痩せる」

これは真実です。でも、ダイエットの目的はただただ体重の値を減らすことですか？

その先にある、自分の身体がカッコ良くなって自分に自信が持てるようになる。より健康的になり、糖尿病や脂質代謝異常などの病気がよくなる。もっと言えば、周りからカッコ良くなったって言われてモテるようになる。そんなことが目標なんじゃないでしょうか。


体重が減ったとしても、本来の目的を達成できなければ本末転倒です。

私のところに通って来られる患者さんで拒食症の女性の方がいます。その方には毎回診察のたびに「そんなに痩せてどうするの？　ホルモンバランスも乱れて、体調も悪くなって、生理も止まって、それでもまだ痩せたいって言うの?」とお話しします。

しかし「まだ痩せたい」と言って、自分で下剤を買ってきて大量に使ってしまいます。こうなると命の危険さえ伴う状態です。

健康な人であれば成長していくにつれて筋肉の量が増えていきます。そして、20歳後半をピークに筋肉量は毎年約1%ずつ減少していきます[5][6]。

「サルコペニア」や「フレイル」と聞くと、どちらも高齢者だけの問題として捉えがちですが、どちらも若い頃からの筋肉量が症状の発生に大きく関わってきます。

サルコペニアは筋肉量が減少し、身体機能が低下していく老化現象のことを指します。特に高齢者の身体機能障害や転倒のリスク因子になり得るとされていますが、実は、20～30代から進行が始まる人も多いことも分かっています。

フレイルは加齢に伴い身体の予備能力が低下し、健康障害を起こしやすくなった状態のことで、いわゆる「虚弱」を指します。

体重の減少、倦怠感、歩行速度の低下、身体活動量の低下などが診断に関わってきますが、明らかな異常が見られないことも多いので注意が必要です。

どちらも、急激な体重や筋肉量の減少、栄養不足などが症状を引き起こす原因になり兼ねません。

サルコペニアやフレイルにならないためにも、筋肉を削ってダイエットすることは避けなければなりませんし、健康的に痩せるにはやはり運動が欠かせないのです。

最初から「1日1万歩歩きましょう」とか「毎日腕立て伏せをしましょう」とは言いません。まずは日常の生活の中で活動度を上げていくことから始めてみましょう。詳細はまた後で述べたいと思います。

○○だけダイエットは危険

巷には「○○食べるだけダイエット」とか「○時間絶食ダイエット」など、すぐに痩せたい人が飛びつきそうな情報がたくさん出回っています。

そして、それらは短期的には体重減少効果があるかもしれませんが、長続きしないばかりか、長期的にはとても健康的とは言えません。

まず「○○だけ食べればいいダイエット」はよくその食材の中にはこのような身体に良い成分が含まれていて、それを摂取することに脂肪も燃えて体重を落とすことができるよ、という謳い文句ですが、ひとつひとつの食材にはどれも多く含まれる栄養素もあれば、逆に不足している栄養素もあります。

あるひとつの良い面だけを強調してそれだけを食べて仮に痩せたとしても、それはその他の食材を摂らないために総摂取カロリーが減ったことによるものと考えられますし、ある一部の食材だけを摂ることで栄養のバランスが悪くなることは明らかです。

「○時間絶食ダイエット」も同様で、24時間のうち食事を摂ることができる時間を制限すれば1日当たりの総摂取カロリーは当然減ります。

しかし、長時間の絶食を続けたあとの最初の食事は何度も分けて食事を摂取した時に比べ、同じエネルギー量を摂取しても血糖値の上がり方が急峻で、それが急激なインスリン分泌を促します。

短時間の急激なインスリン分泌は脂肪の蓄積を促すばかりでなく、血管を痛め動脈硬化を促進します。さらに絶食時間中はエネルギー不足となり、疲れやすくなったり、イライラしやすくなります。

失敗しないために知っておくべきダイエットの原則

ダイエットの原則はまったくシンプルです。

［摂取するエネルギー］－［消費するエネルギー］がマイナスになるようにすればいいだけです。そのためには摂取するエネルギー量と消費するエネルギー量を把握する必要があります。

患者さんからよく「そんなに食べていないけど痩せない」とか「ごはんは子供用の小さな茶碗1杯にしたけれど体重は大して変わりない」と言われます。

しかし、実際どれくらいのエネルギーを摂取していて、どれくらいのエネルギーを消費しているのか、おおよそでも把握している方がどれくらいいるでしょうか。たぶん、ほとんどいらっしゃらないのではないかと思います。そこで、摂取エネルギーと消費エネルギーについてそれぞれ説明したいと思います。

まず摂取エネルギーについてです。

患者さんに「昨日の食事で1日何キロカロリー摂っていますか?」と伺うと、即答できる方はほとんどいらっしゃいません。ましてや糖質を何グラム摂っているか? 脂質は? たんぱく質は? となると、そんな面倒くさいこと考えたこともない、というのが現実だと思います。

私も以前は「今日は食べすぎたかな」とか「そういえば朝から忙しく、途中でパンを1個かじっただけだな」とか考えることがあっても、「今日はこれまで何キロカロリー摂った」なんて考えていませんでした。

というよりも、知りたいと思ってもなかなかそれを知る方法がありませんでした。

しかし、現在はスマートフォンに栄養管理アプリを入れて、そのアプリに食べたものの情報を入れれば、摂取した栄養だけでなく、栄養バランスまでも即時に表示してくれます。

ほとんどのアプリが無料から利用できますし、栄養バランス等を詳しく見ようと思うと一部有料になりますが、それでもひと月コーヒー1杯分くらいのコストでアプリが自分の栄養管理をしてくれます。是非、これらのアプリを活用してみてください。

ご参考までに栄養管理アプリをいくつかご紹介します。

まずは「あすけん」です。すでに1000万人以上のダウンロード実績があり、栄養管理アプリの定番と言えるでしょう。

毎回の食事を食品名で入力することも、バーコード入力することもできます。また、有料版では自分で食品名を入力する代わりに写真を撮って食品の情報を入れることも可能です。ただし、写真入力の場合はなかなか思った結果が出ないこともあり、その場合は自分で修正をする必要も。

夕食まで入力すると1日の基本的な栄養情報や栄養バランスも表示してくれます。有料版では食事毎のＰＣＦバランスや総カロリーも表示されます。

また、目的に応じて栄養バランスに沿った指示をしてくれるコース設定もできるようになっています。

それとほぼ同様の機能があるのが「カロミル」です。

こちらも摂取カロリー、それぞれの栄養バランスの表示をしてくれます。こちらは無料版「あすけん」では表示してくれなかった食事毎ごとのPCFバランスも無料で表示をしてくれます。

もちろん、バーコード入力や写真での入力機能もあります。入力する食事は写真で表示されるものもあり、視覚的に分かりやすいのもメリットです。また有料版では、目標カロリーに合わせたメニュー提案もしてくれます。

自炊が中心の人におすすめのアプリは「おいしい健康」です。

こちらはもともと、生活習慣病などの疾患がある人向けに食事療法の情報を提供するアプリですが、健康的な食事がしたい人、ダイエット目的の食事がしたい人を対象にしたコースも用意されています。

さらに、性別、年齢、目的に応じてその季節のおすすめのレシピも毎日提案してくれます。また「カロミル」同様に、摂取カロリーやそれぞれの栄養バランスの表示もしてくれるので、自炊も外食もあり、という方には大変使いやすいアプリです。

運動習慣がある人におすすめなのが「My Fitness Pal」です。

特に筋トレを習慣としている人に人気のアプリで、数値のグラフ化なども多用されており、分かりやすい表示になっています。

ただし、有料版でないとバーコード入力が使えないことと、コンビニなどで売られている食品の検索力が「あすけん」や「カロミル」に比べると弱いのが難点です。

ここで挙げたアプリ以外にも栄養管理アプリはまだまだあります。「絶対にこのアプリが良い」ということはありません。

まずは無料版を触ってみて、実際に自分が使いやすいと感じたアプリを使っていただければ良いと思います。

摂取エネルギーをアプリで数値化し、しっかり把握できたら、次は消費するエネルギーについてです。

これは、年齢と性別、さらにその方の活動度によっておおよそどれくらいか調べることができます。

例えば、日本医師会のホームページにアクセスすると「1日に必要な推定エネルギー必要量」(https://www.med.or.jp/forest/health/eat/01.html) を知ることができます。

例えば30〜49歳の女性で身体活動レベルが中程度であれば、1日に必要な推定エネルギー量は2030kcalですし、65〜74歳の男性で同様に活動レベルが中程度であれば、1日の必要エネルギー量は2380kcalです。

この必要エネルギー量程度で生活している人は、体重が減りも増えもしないということになります。

活動レベルに関してはホームページに説明がありますが、ほとんど家から出ないような生活の方は低活動度、普通にデスクワークや日々の買い物に出かけるレベルであれば中程度、積極的に運動も心がけている、あるいは仕事が肉体労働という場合は高活動度、くらいに考えていただければ良いかと思います。

これで摂取しているエネルギー量と消費しているエネルギー量を把握することができますね。

私が提唱するドクターズダイエットでは、摂取するエネルギーと消費するエネルギーをきちんと把握して、自分で主体的にそれらを増やしたり、減らしたりすることを目指します。

さらに、体重や体脂肪量の増減、筋肉量の増減を自分の意のままにコントロールできる人を「ダイエットマスター」と呼んでいます。

この本をお読みの皆さんにも、ダイエットマスターとしての道をご案内したいと思います。

第3章

ドクターズダイエット

～食事編～

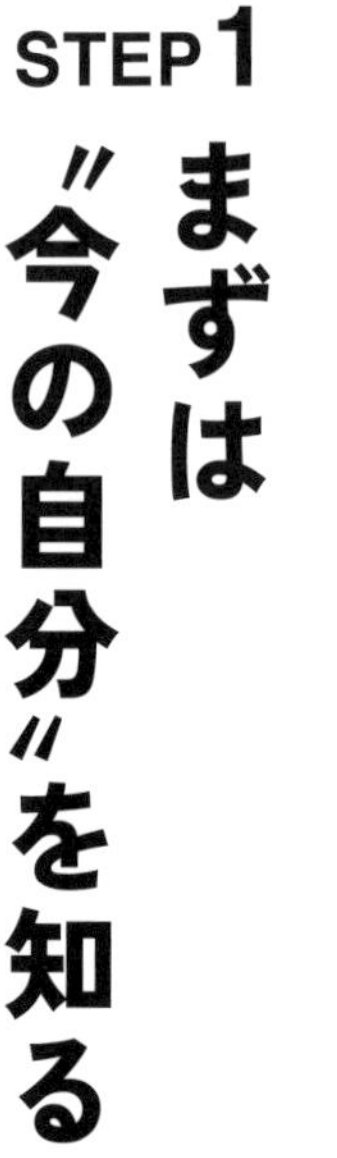

STEP 1 まずは〝今の自分〟を知る

では、早速ダイエットの実践編に進みましょう。

と言っても、いきなり食事制限！　というわけではなく、まずは自分自身の現状を確認するところから始めます。

最初にやるべきことは、先述した栄養管理アプリ「あすけん」などを使って、自分がどれくらいのエネルギー量を摂っているのかを把握します。

日々の食事内容を忘れないうちに入力しないといけないので、最初のうちは面倒に感じるかもしれませんが、例えば「あすけん」にはバーコードの読み取り機能があります。スーパーやコンビニで買ってきた食材であれば、バーコードを読み込ませるだけで、カロリーだけでなく栄養バランスの情報も得られます。

また、食品名やメニュー名を入力するとたくさんの候補が上がりますので、外食や自分で作った料理でも、候補の中から最も近いものを選べばOKです。

まったく同じものがなくても、近いものを選択すれば構いません。例えば、コンビニのお弁当で適切なものがなければ「幕の内弁当」と入力しても良いでしょう。あまり細かいことにこだわる必要はなく、大体の値がわかればそれで十分です。

このような作業をまずは1週間続けてみましょう。

すると「そんなに食べていないつもり」とか「ご飯の量をこんなに減らしているのに全然痩せない」なんて言っていた方の多くが、高カロリーの食事を摂取していたり、糖質や脂質の量がかなり多かったことに気付かれると思います。

日本医師会のホームページで調べた「必要なエネルギー量」に比べてどれくらい差があるのかをチェックしてみてください。

しかし、なかには「必要なエネルギー量を満たしていない」という方もいるかもしれません。

もし年齢を加味しても必要なカロリー以下なのに体重が減らないのであれば、継続的な摂取エネルギー不足によってその方の基礎代謝が落ちている可能性があります。その場合は基礎代謝を上げる努力をする必要があります。

STEP2 1日に必要なたんぱく質の量を把握する

あなたが1日に必要なエネルギー量と、実際に摂っているエネルギー量の差をしっかり把握できましたか？ この数字を踏まえた上で、次のステップに進みます。

栄養管理アプリに表示されているたんぱく質の摂取量を確認してみてください。きっと多くの方は1日100gを上回ることはなかったのではないでしょうか？

骨や筋肉を作る元になるのはたんぱく質です。

年齢に関わらず、たんぱく質の摂取不足は筋肉量の減少を招きます。

1日のエネルギー摂取平均値

男女（237名）	エネルギー（kcal）	たんぱく質（g）	脂質（g）	炭水化物（g）	食物繊維（g）
30代（2名）	1738.3	41.5	46.4	241.8	9.5
40代（11名）	2028.2	69.4	75.2	221.4	9.1
50代（48名）	1875.3	66.8	61.5	235.2	11.9
60代（50名）	1877.0	67.2	60.2	227.0	11.7
70代（78名）	1809.9	69.8	57.0	234.8	12.4
80代（43名）	1653.7	63.6	48.0	228.0	12.8

当院に通院されている30歳以上の方を対象に食事の関する調査を行ったところ、30代から80代まですべての年代で体重1kgあたり1g前後のたんぱく質しか摂取していないことが分かりました。

また、約3割の方が朝食を摂っていないか、摂っていてもパンとコーヒー、あるいはサラダという内容で、ほとんどの方が必要なたんぱく質量が摂れていないという結果でした。若い方は特に朝食抜きが多い傾向にもあります。

腎臓の機能に問題がない方であれば**体重1kgあたり1・6～2・0gのたんぱく質は摂りたいところです。**

例えば、体重70kgの人であれば、1日112～140gのたんぱく質が目安になります。

朝食からのエネルギー摂取平均値

男女（237名）	エネルギー（kcal）	たんぱく質（g）	脂質（g）	炭水化物（g）	食物繊維（g）
30代（2名）	309.6	10.6	2.8	56.2	1.9
40代（11名）	419.0	15.0	13.0	59.7	2.7
50代（48名）	395.7	14.2	14.0	51.9	2.6
60代（50名）	462.0	19.4	16.3	58.5	3.4
70代（78名）	474.7	19.2	18.4	58.2	3.6
80代（43名）	471.9	17.6	16.8	61.7	3.5

ただし、かかりつけ医から「腎機能が悪い」というような指摘を受けている人、あるいは健診でクレアチニンという血液検査の値が高値である人は、一度医師に確認してからたんぱく質の摂取量を決めた方が良いでしょう。

日本腎臓病会のCKD診療ガイドライン2024では、軽度の腎機能低下（GRR：45～59の初期の慢性腎臓病）の場合には体重1kgあたり1日0・8～1・0gのたんぱく質摂取量を目安とすると記載されていますし、サルコペニアを合併した経度慢性腎臓病の場合には、体重1kgあたり1日1・3gを上限とするという基準も考慮するという記載になっています。

また、肥満は腎臓病悪化の危険因子であることも併せて記載されています[7]。

STEP3 たんぱく質の摂り方をマスターする

ここでは本書で特に重視しているたんぱく質について詳しく説明したいと思います。

〈必須アミノ酸〉

人間の体を構成するたんぱく質は20種類のアミノ酸で構成されています。

それらのアミノ酸は自分の体内で作ることができるかどうかで「必酸アミノ酸」と「非必酸アミノ酸」に分けられます。

必酸アミノ酸は体の中では作り出すことができないアミノ酸で、外からの補給が必要となるものをいいます。全部で9種類あり、代表的なところでバリン、ロイシン、イソロイシンといったものです。これらの総称であるＢＣＡＡと言います。

筋肉作りに大切なＢＣＡＡですが、その中でも特にロイシンが大切という話が聞いたことある人もいるでしょう。

ロイシンから変化したＨＭＢという成分が筋肉の合成促進、分解抑制を働くと言われています。しかし実際にはロイシンだけではダメで、その他のアミノ酸もしっかり摂取しないとロイシンの効果が充分に発揮できないことも分かっています。

つまり必須アミノ酸がひとつでも不足すると筋タンパク質合成率が大幅に下がってしまうのです。そして、良質なたんぱく質が摂れる食材というのは、多くのアミノ酸が偏りなく摂れるものということになります。

ここから先は良好なたんぱく質が摂れる食材について具体的にお話していきたいと思います。

まず、大前提として植物性たんぱく質に比べて動物性たんぱく質の方が必須アミノ酸の含有率が高いものが多く、一般的には良質なたんぱく質と言えます。しかし、それぞれにメリット、デメリットがあるため、それぞれの代表的な食材について説明したいと思います。

〈肉〉

動物性たんぱく質の代表は肉です。

基本的に、鶏肉も豚肉も牛肉も全般的に必須アミノ酸の含有量が多く、良質なたんぱく質を摂取できる食材と言えます。

しかし、ダイエットで肉というとまずは鶏肉、特に鶏胸肉が最もポピュラーと言えるでしょう。それは牛肉や豚肉に比べて脂肪分が少ないのが理由です。

特に皮なし胸肉は牛肉や豚肉に比べて非常に脂肪が少なく、その上、ビタミンB6、ナイアシンが豊富にあり、疲れが取れる成分であるイミダペプチドも豊富に含まれています。また、価格が安いことから購入しやすいという優れた点もあります。

栄養価を基準で考えると、牛肉や豚肉も様々な栄養素を含んだ食材です。牛肉はミネラルが豊富で、ビタミンB12、鉄分、亜鉛も多く含まれますし、豚肉にはビタミンB6、ナイアシン、チアミンが豊富に含まれています。

鶏肉、豚肉、牛肉はそれぞれ構成されている必須アミノ酸も若干違うので、偏った摂り方ではなく、万遍なく摂取することが大切です。

ただし、牛肉や豚肉は部位によっては健康にあまりよくないと言われている飽和脂肪酸も多く含んでいるため、脂肪分が少ない鶏肉の方が安心して毎日摂取できる食材とも言えます。

〈魚〉

たんぱく質としては肉と同様に含有量が多いものと知られているのが魚です。

魚にはたんぱく質のことだけに限らない健康上のメリットも多く指摘されています。

魚を積極的に摂取している人とそうでない人を長期に渡って比べると、積極的に摂取している人は心血管疾患による死亡率を大幅に減らせることが国内外の研究で報告されています。

また、日本人の死因第1位である癌に関しても、魚を積極的に摂取することにより、乳がん、肺がん、大腸がんの発症リスクも軽減できることが示されていますし、認知機能の低下も防ぐ効果があることも報告されています。

これらの作用は魚に含まれるたんぱく質の影響というよりは、魚の脂であるオメガ3系不飽和脂肪の摂取による影響が主な原因と考えられますが、魚の摂取によって良質のたんぱく質も脂質も摂れることは健康上のメリットも非常に大きいと思います。

〈牛乳〉

牛乳もすべての必須アミノ酸を有しており、吸収率も非常に良好です。

健康のために低脂肪乳や無脂肪牛乳を選択する人も多いようですが、**筋肉づくりという観点で考えると、全乳の方が低脂肪乳や無脂肪牛乳より圧倒的に有利です。**

筋肉を落としたくなければ、ぜひ低脂肪乳ではない普通の牛乳（全乳）を選択してください。

最近の研究では、全乳の摂取によってインスリン抵抗性が改善し、体重の減少に役立つという報告もあります。

乳糖不耐症で牛乳の摂取により下痢になったらお腹が痛くなったりする人にはお勧めできませんが、食事前後の牛乳の摂取はインスリン感受性を改善し、筋たんぱく質の合成率を上げる可能性があります。

〈卵〉

もうひとつ、欠かすことのできない動物性たんぱく質といえば卵です。

卵はコレステロール含有量が高いため、以前は健康のために1日1個までにしましょう、と言われていましたが、この考え方は一新されました。

最近の研究では、血中コレステロールの上昇は肝臓で合成されるコレステロールの関与が大きく、合成の影響の方が消化管からの吸収のそれより一般的には大きいため、卵の摂取は制限する必要はないとされています。

食品たんぱく質の栄養価を科学的に示す方法として「アミノ酸スコア」というものがあり、すべての必須アミノ酸が必要とされる量を満たしている場合にアミノ酸スコアは100になります。

アミノ酸スコアが100に近いほど良質なたんぱく質であることを示しますが、卵はこのアミノ酸スコアが100の食品なのです。

Mサイズの卵1個（約50g）のエネルギーは76㎉、たんぱく質6・2g、脂質5・2g、炭水化物0・2g。脂質、ビタミン、ミネラルも含むことから「完全栄養食品」とも言われます。

とは言え、何事も適度に、が大切。目安としては、1日2〜3個ぐらいを摂るのが良いでしょう。

スクランブルエッグでも、目玉焼きでも、ゆで卵でも調理方法は基本的に何でもOKですが、**生卵、半熟卵、温泉卵、完熟卵を比べると、半熟卵や温泉卵がたんぱく質の消化吸収率が良いと言われています。**

〈ブロッコリー〉

次に植物性たんぱく質についてです。

動物性たんぱく質で必須アミノ酸が十分摂れるのであればそれで十分ではないか、と思う人もいるかもしれませんが、実はそうではありません。

最近の研究では肉、魚、牛乳、卵などの動物性たんぱく質を大量に摂取することにより、腎機能や肝機能が低下し、心疾患の死亡率が上昇することが指摘されています。また、体が酸性に傾きやすく腎結石などの原因となりやすいことも分かっています。

さらに日本人において、**日頃摂取している動物性たんぱく質の数%を植物性たんぱく質**

に置き換えるだけで、癌の死亡率が大幅に下がることも示唆されています。

しかし一方で、植物性たんぱく質の摂取だけだと必須アミノ酸の摂取量が低くなるという欠点もあります。植物性たんぱく質を摂取するにしても、できれば9種類の必須アミノ酸を万遍なく摂取できる食材を選ぶようにしないといけません。

そこで、ここからは植物性たんぱく質が豊富に摂れる食材をご紹介します。

まず身近な野菜としておすすめなのがブロッコリーです。

ブロッコリーは100gあたり4・3gのたんぱく質を有しており、他の野菜と比較しても非常に含有量が多いことが特長として挙げられます。

また、ブロッコリーは美肌効果や免疫力増強作用があるビタミンC、血糖の急激な上昇を抑え、便通にもいい不溶性食物繊維が多い特長もあります。

さらに、抗酸化作用を有すると言われるスルフォラファンやNMNも多く含まれることが分かっており、様々な側面からも健康に良い野菜と言えるのです。

〈アスパラガス〉

２つ目におすすめの野菜はアスパラガスです。

アスパラガスは100gあたり2・6gのたんぱく質を有しています。ブロッコリーと比較すると、たんぱく質の量は少ないですが、アスパラガスに大量に含まれているアスパラギン酸はたんぱく質の合成を促進し、筋肉づくりにも役立ちますし、疲労回復効果があります。

〈豆類〉

豆類もおすすめです。

大豆は茹でた場合のたんぱく質が100gあたり14・8gと植物性たんぱく質の中でも圧倒的に質量が多い食材です。

また、植物性たんぱく質の中でもアミノ酸の吸収率が高い食材であり、バリン、ロイシン、イソロイシンといった筋肉にとって必須のＢＣＡＡの含有量が高いのも特徴のひとつです。

体組成に対する大豆たんぱく質と牛乳由来たんぱく質それぞれの摂取の影響を比較した研究でも除脂肪体重、体脂肪量の変化はそれぞれに差がなかったという報告もあり、動物性たんぱく質の代表である牛乳由来のたんぱく質と同等の筋肉合成、体脂肪量減少に対する効果が期待できます。

大豆は手軽に大量に摂取するには料理法が限られるかもしれませんが、枝豆という選択肢もあります（枝豆は熟す前に収穫した大豆です）。

１００gで１３５kcal、たんぱく質量は11・７gです。枝豆には疲労回復や成長に欠かせないビタミンB1やビタミンB2、免疫力強化や発癌抑制効果があると言われるβカロチンを有しており、抗酸化作用や免疫機能の向上効果が期待できます。

また枝豆に多いメチオニンはアルコールの分解を促すことから、特にお酒を飲む方は枝豆をおつまみとして食べることによってアルコールによる筋肉分解を予防しながらたんぱく質が補給できます。

因みに「健康日本21」によると節度ある健康的な飲酒量はアルコール量にして1日20gまで、ビールにすると500ml、日本酒で1合、酎ハイ1缶（350ml）までと言われています。減量のためにもアルコールの摂取は極力控えめにしていただいた方がいいと思います。

〈バナナ〉

果物の中でおすすめしたいのはバナナです。

バナナは100gあたり86kcal、たんぱく質1・1g、脂質0・2g、糖質22・5g。ほかの果物100gあたりのたんぱく質量は、リンゴ0・1g、桃0・6g、いちご0・9gですので、バナナのたんぱく質量が多いことがよく分かります。

また、バナナのGI値は55であり、他の食材と比較してもGI値が低いのも大きな特徴

です。

バナナ以外にも低ＧＩの果物はあります。ただし、ほかの果物は果糖が豊富に含まれており、吸収は早いものの筋力トレの際のエネルギーとしては使われにくいというデメリットがあります。

その点、バナナは果糖だけでなくブドウ糖の割合多いため、トレーニングを行う人であればバナナがおすすめです。

さらにバナナは、カリウム、マグネシウム、カルシウムなどの電解質が豊富に含まれているのも大きな特長で、それらは筋肉の回復を早めたり、血圧を安定させる作用があり、日常生活での健康維持にもよい食品と言えます。

〈低GI食品と高GI食品〉

たんぱく質の話から離れてしまいますが、ここで少しＧＩ値とダイエットの関係についてについて説明したいと思います。

GI値とはグリセミック・インデックスのことで、摂取した食品が体内でどのくらい速く血糖値を上昇させるかを示す指標です。

炭水化物を含む食品を摂取するとそれが消化・吸収されて、食事後の血糖値が変動をします。簡単に言うとGI値とはその上昇スピードのことで、血糖上昇のスピードが速いほどGI値が高いということになります。

高GI食品の代表格は食パン（GI値91）、白米（GI値81）、ジャガイモ（茹でた状態でGI値80〜90）、コーラなどの糖質の入った飲料（GI値65〜70）などです。対して低GI食品は玄米（GI値55）、バナナ（GI値55）、リンゴやいちご（GI値40）などになります。

血糖上昇とインスリン、脂肪蓄積のメカニズムについて簡単に説明します。

食事を摂ると炭水化物（糖質）が消化されてグルコース（ブドウ糖）として血液中に

吸収され、血糖値が上がります。これに対し、膵臓のβ細胞からインスリンが分泌され、血糖値を正常範囲内に戻そうとします。

インスリンは細胞に働きかけてグルコースを細胞内に取り込ませ、エネルギーとして利用しようとします。余剰なグルコースが細胞内に取り込まれると、肝臓や筋肉にグリコーゲンという形で貯蔵されますが、その貯蔵容量には限りがあります。

グリコーゲンの貯蔵が満たされると、余ったグルコースは脂肪酸に変換され、脂肪組織に蓄えられます。

このためインスリンの過剰分泌は脂肪細胞にも作用し、脂肪酸の取り込みと脂肪の合成を促進します。

また一方で、インスリンは脂肪細胞のリパーゼという酵素の活動を抑制し、その結果脂肪の分解が抑えられ、脂肪蓄積が更に進みやすくなります。

つまり、**高GI食品の摂取によって引き起こされるインスリンの急激な上昇は、細胞に大量のグルコースを取り込ませるだけでなく、脂肪細胞に脂肪酸を取り込ませ、脂肪合成**

を促進します。

また高ＧＩ食品を撮り続ける食習慣により血糖値の急上昇と急下降を繰り返すと、インスリンの分泌が頻繁に刺激され、脂肪の蓄積が進む傾向があります。

インスリン分泌が頻繁に起こると、細胞のインスリン感受性が低下することがあり、これをインスリン抵抗性と呼びます。

インスリン抵抗性が進むと、さらに多くのインスリンが必要となり、脂肪の蓄積が進む悪循環に陥ります。このため、高ＧＩ値の食品はダイエットにはなるべく避けたい食品ということになるのです。

〈オートミール〉

植物性たんぱく質の食材としてオートミールも挙げておきたいと思います。

オートミールはオーツ麦から加工して作られる食品で、100gあたり390㎉、たんぱく質16・9g、糖質は66gです。 そのほかに食物繊維11g、マグネシウム177㎎、亜鉛４mg、鉄分４・７mg、カルシウム47mgと、ビタミンやミネラルなど、多くの栄養素を含みます。

オートミールの摂取によって、ＬＤＬコレステロールという悪玉コレステロールが低下したり、脂肪の取り込みを抑制するなどの報告もあります。

また、調理方法によっても異なりますが、ＧＩ値が55前後と低く、水溶性食物繊維も多く含まれるため、腹持ちも良く、ダイエットにおすすめの食品となります。

ただ注意が必要なのは、オートミールにはリン酸化合物の一種のフィチン酸が多く含まれており、消化管機能が低下している人がオートミールを摂取したところ、体内の炎症レベルが上がったというデータもあります。

これに対しては、オートミールを一晩水に浸してから調理することによりフェチン酸のレベルを下げることができると言われています。

また、オートミール自体は低カロリーですが、トッピングや調理方法によって高カロリーになってしまうことがありますので注意が必要です。

以上、動物性たんぱく質と植物性たんぱく質の代表的な食材につき説明させていただきましたが、これらの食品はたんぱく質だけでなく、いろいろな栄養素のバランスを考えると、ひとつのものだけを長期間摂り続けるような偏ったことは避けていただきたいと思います。

〈プロテイン〉

たんぱく質を効率良く摂取できるプロテインパウダー（以降略してプロテインと呼びます）についてもご説明したいと思います。

ドラックストアやコンビニでも売っているお手軽なたんぱく源ですが、色々な情報が溢れていて、プロテインの摂り方について迷われている方も多いのではないでしょうか。

そもそもプロテインって必要なの？
いつ飲むのが効果的なの？
どうやって選べばいいの？
飲みすぎても問題ないの？

ここではこれらの疑問に答えていきたいと思います。

まず、プロテインとは何か？　これは三大栄養素のひとつ、たんぱく質が高濃度で含まれている粉末の食品です。

大切な筋肉の構成要素ですが、決して飲むだけで減量できるものではないし、プロテインを飲まなくてもほかの食品からたんぱく質が摂れれば筋肉が付くし、脂肪を落とすこともできます。

ではなぜ体づくりの専門家たちがみんなプロテインを飲んでいるのかというと、プロテインの摂取によって、筋肉増強、体脂肪減少、健康の3つの観点で大きなメリットが得られるからです。

プロテインからたんぱく質を摂取した場合、その92%が体内でたんぱく質として利用されることが複数の論文で報告されています[8][9]。

これを体内利用率といい、この体内利用率が高い食品ほど良質なたんぱく質と言えます。

ほかの食品と比較すると鶏胸肉の体内利用率は90%、サーモンは80%、牛乳82%、牛赤身肉73%です。このように同じ量の食品を摂取したとしてもプロテインの方が効率的にたんぱく質を体内で利用することができます。

プロテインの中にはロイシンというアミノ酸が特に豊富に含まれており、これが筋肉づくりには非常に有用であるということも分かっています[10][11]。

このようなことからプロテインがどの食材と比べて最も有効かつ効率的に筋肉づくりに貢献することが明らかになっているのです[12]。

さらに、プロテインは食欲を抑える効果や消費カロリーを増大させる効果もあり、体脂肪を落としやすくします[13][14]。

加えて、プロテイン摂取により血圧や血糖値、コレステロールを下げて、生活習慣病のリスクを軽減する効果も報告されています[15]。

次にプロテインの摂取量やタイミングについてです。

筋肉増強効果があり、腎臓への影響も心配ないたんぱく質摂取量は体重1kgあたり1・6〜2・0gくらいだと考えられます。

また、プロテインだけでなく、肉や魚、卵などからもたんぱく質を摂取する必要があり[16]、これによりビタミンやエネルギーなどの栄養素をバランスよく摂取することができます。

最新の厚労省の調査（2019年国民健康・栄養調査）によると、20歳以上の日本人の平均たんぱく質摂取量は1日72・2g[17]です。日本人の平均的なたんぱく質摂取量を基に不足分を計算し、その不足分をプロテインで補うというやり方も現実的な方法だと思います。

では、いつ摂取するのが一番効果的なのでしょう。

オーストラリアの大学で行われた研究[18]によると、筋肉づくりには3時間おきのプロテイン摂取が有効であることが示されています。

しかし、この通りに実施しようと思うと1日に5～6回のプロテイン摂取を3時間ごとに行わないといけないので、現実にはなかなか困難です。

そこで、**特に減量を目的とするプロテイン摂取の場合には朝・昼・夕食時のタイミングで食事と一緒にプロテインを摂取することをおすすめします**[19]。

食事と一緒にプロテインを摂取することによって満腹感が得られやすく、摂取カロリーを少なくすることが可能になります。

食事と食事の間で間食としてプロテインを摂取するより、食事のときにプロテインを、それも均一な量を摂取することがおすすめです[20]。

例えば、1日120gのたんぱく質を摂るとしたら、朝食＋プロテイン＝40g、昼食

＋プロテイン＝40ｇ、夕食＋プロテイン＝40ｇという具合に摂取すると効率的に体内に吸収されて脂肪減少効果が期待できるでしょう。

また、食前に５℃の冷水を５００㎖摂取することにより減量効果が得られたという研究もあります[21]。

この研究では毎食前に冷水の摂取することを12週間続けることにより、平均１・３kg、最大で４・３kgの体脂肪減少効果が得られたとのことです。

これを先ほどの食間に間食としてプロテインを取るより食事と共にプロテインを摂取する方が、有効な筋肥大効果と体脂肪減少効果が得られたという報告[20]と合わせて考えると、毎食前に冷やしたプロテインドリンクを摂取することにより、さらに効果的な体脂肪減少効果が得られる可能性が期待できます。

就寝前のプロテイン摂取が疲労軽減、筋肥大に効果的であるとも言われていますが、最近の研究では１日のたんぱく質摂取量が足りていない場合には就寝前の摂取は有効であるものの、1日のたんぱく質摂取量が十分であれば、改めて就寝前に摂取することに特別なメリットはないということが示されています[22]。

また、トレーニング直後のプロテイン摂取が筋肉づくりには有効であるとも言われていますが、これに関しても2020年のメタアナリシスでは、筋トレ前と筋トレ後のプロテイン摂取の効果には差がないことが明らかになっており、筋トレ後のプロテイン摂取が必ずしも特別なゴールデンタイムではないことが示されています[23][24]。

つまり、筋トレ前のプロテイン摂取でも同様の効果が得られるため、トレーニング直後に急いでプロテインを摂る必要はありません。

ただし、トレーニング直前にプロテインを摂取すると消化吸収がうまくいかず、運動パフォーマンスを低下させる恐れがあるので、**筋トレ前のプロテイン摂取はトレーニングの2～3時間前が最適でしょう。**

最後にプロテインの選び方について。

巷で数多く売られているプロテインですが、いったいどれが体脂肪減少や筋肥大に最も効果的なのでしょうか。

まず一般論として、筋肥大や体脂肪減少に最も効果的なプロテインはホエイプロテインであることが示されています。

ホエイプロテインはソイプロテインよりも筋肥大効果が2倍高く、ソイプロテインよりも体脂肪減少効果が3倍高いというデータがあります[25][26][27]。

さらに、ホエイプロテインの中でも高品質な有効成分が多い商品を選ぶことが重要です。

目安として、一般的なホエイプロテインであるＷＰＣ（ホエイプロテインコンセントレイト）ではカロリーの70％以上がたんぱく質由来であるか確認することをおすすめします。

さらに高品質なＷＰＩ（ホエイプロテインアイソレイト）ではたんぱく質由来のカロリーが90％以上のものがおすすめです。（因みに、今私の手元にあるＷＰＣは１食あたり122㎉、たんぱく質22・4g、たんぱく質由来のカロリーは89・6㎉。これをもとにたんぱく質由来のカロリーを計算すると73・4％でした）

日本人に多い乳糖不耐症の人は、一般的なWPCで下痢しやすくなることがあり、その場合にはWPIやソイプロテイン、エッグプロテインを試すことをおすすめしますし、液体でのたんぱく質摂取が難しい場合は、食事から多くのたんぱく質を摂取すると良いでしょう。

また、これもしばしば指摘されますが、たんぱく質の大量摂取は腎機能に悪影響を及ぼす可能性があります。一般的には体重1kgあたり2g以下の摂取は健康な人にとって安全とされています[28]が、もともと腎機能が低下している人は、やはり主治医に相談することをおすすめします。

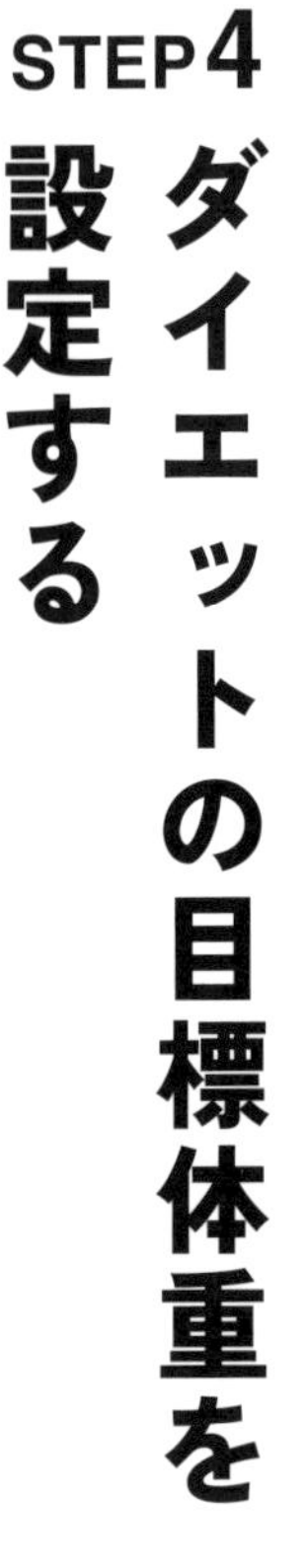

STEP4 ダイエットの目標体重を設定する

たんぱく質の摂り方をマスターしたら、次は何キロ痩せたいのか「目標体重」を決めます。

これまで食事制限などを行っていなかった人がダイエットに本格的に取り組むと、多かれ少なかれ体重は必ず落ちていきます。

そして実際に体重が減っていくと、その数字の変化がダイエットの励みになります。もちろん、モチベーションが上がることは悪いことではないのですが、体重は際限なく落ちていくものではありません。

繰り返しになりますが、私が考える理想のダイエットは、健康的でカッコ良くなるためのものです。苦しい食生活を無理して続けたり、無理が効かなくなった挙句にリバウンドしてしまったのでは何のためのダイエットか分かりません。

私は医師なので、生活習慣病の患者さんを診察する立場から、ダイエットに取り組む前にまず、体重減少の目標値についてお話をします。

生活習慣病の方は、現状から3～5％体重を落とすことによって、糖尿病であればその指標であるヘモグロビンA1cや空腹時血糖を明らかに下げます。

保健指導積極的支援後の結果より、5％の体重減少によって0・15％のヘモグロビンA1c低下効果があることが確認されていますが、これは一般的な糖尿病の薬を1錠服薬するのと遜色ない結果です。

同程度の減量は、さらに、トリグリセライド（中性脂肪）を約49mg／dl、収縮期血圧（いわゆる上の血圧）を4mmHg、拡張期血圧（下の血圧）を3mmHg下げます。

また、最近の海外の文献でも5％の体重減少によって、トリグリセライドの低下、HDL（善玉コレステロール）の上昇、平均血糖値の低下が認められたのみならず、肝臓内の脂肪が約30％低下したり、脂肪細胞のサイズが小さくなって脂肪代謝が改善することも確認されています。

肥満症の治療としては、通常の肥満症なら3％程度を、重度の肥満症なら5～10％の減量を目指すというのが肥満症ガイドラインの目標値ですが、ここでは現在の体重から5％の減量を目標値として設定してみたいと思います。

例えば体重70kgの人がダイエットをスタートして「1か月で10kg痩せました」というのと、「3か月で体重の5％＝3・5kg痩せました」では、1か月で10kgの方が本人の達成感も、周りに与えるインパクトも大きいでしょう。

しかし、このように急激な痩せ方をした場合は、脂肪だけではなく必ず筋肉量も減っています。

1か月で10kg減に比べれば、3か月で5％減はたいしたことのないように思われるかもしれませんが、これだけ減量すると明らかに見た目も変わってきます。自分でも身体が変わってきていることが実感できます。5％の減量は、本書にある方法を行えば多くの人にとって達成可能な目標ですし、十分達成感を感じていただけると思います。

「1日の摂取カロリー」－「1日の消費カロリー」がマイナスになれば体重は減るわけですが、このマイナス値があまりに大きく急激だと、体内の仕組みとして脂肪を燃やす（分解する）だけでは足りず、筋肉まで分解するようになるのです[29]。

体重はゆっくりと落ちれば落ちるほど、筋肉を減らさずに脂肪だけを減らすことができます。

「まずは5%の体重を落とす」は生活習慣病の治療の一環として目指す数値ではありますが、健康な人のダイエットにおいても、この数値を目指すことが賢明と言えるでしょう。

そして、もうひとつ。**「体重の減少は1か月に1〜2kg」を目安にしてください。**

例えば、体重70kgの人の5%は3・5kgですから、まずは3か月間ぐらいを目安に66

kgを目指します。

もともとの肥満の程度が高度な方であれば、次のステップとして66・5kgの5%減量を目指して、次は63kg台を目標にさらに3か月くらいかけて減らしていくといった具合に取り組んでみてください。


毎日体重計に乗って、数字の推移を観察することは大事ですが、当然、体重の増減には波があります。1日1日の細かい変化はあまり気にせず、1週間平均でだいたいどれぐらい減ったのか、くらいの大雑把な確認で十分。

細かい数字の増減より、いちばん当てになるのは鏡で見た自分の体型かもしれません。体重計の数字はあまり減っていなくても、鏡に映った自分の体型が前よりもすっきりしていれば心配ありません。

ダイエットは大らかな気持ちで臨むのがいちばんです。

STEP5 1日に必要な摂取カロリーを把握する

次に行うべきことは、日々の摂取カロリーをどれくらいに設定したら良いのか把握することです。

まずは現在の体重が増えも減りもしない〝現状維持〟に相当する摂取エネルギーからマイナス300㎉した数字を、1日の摂取カロリーとして設定してください。

例えば30〜49歳の女性で身体活動レベルが中程度であれば、1日に必要な推定エネルギー量は2030㎉です。

これに当てはまる人は［2030−300＝1730］つまり1730㎉を1日の摂取カロリーの設定値としてください。

同様に、65〜74歳の男性で活動レベルが中程度であれば、1日の必要エネルギー量は2380㎉です。［2380−300＝2080］つまり2080㎉が1日の摂取カロリーの設定値となります。

マイナスする摂取カロリーを300㎉以下に設定すると、体重（脂肪）減少の効果をなかなか得ることはできません。

あまりにも緩やか過ぎるダイエットだと、身体が低エネルギーに対応してしまい、消費エネルギーも自然に抑えてしまう現象が起きます。言わば〝省エネ〟のスイッチが入ってしまうのです。ですので、まずはマイナス300㎉を基準にしてください。

マイナス300㎉の食生活を1〜2か月続けてみて、万が一、体重がまったく減らないということであれば、マイナス500㎉まで減らしてみてください。

ただし、これ以上減らしてしまうと筋肉減少の恐れがあります。繰り返しになりますが、急激なダイエットはNGです。

STEP6 緩やかな糖質制限「ロカボ」を実践する

ダイエットの方法のひとつとして「糖質制限」という言葉を一度は聞かれたことがあると思います。糖質制限は実践しやすいというのが最大の利点で、実際に私も患者さんにおすすめすることが多いです。

糖質制限の実践方法を患者さんに説明する際は、「お米とパンと麺を控えて、その代わりにおかずをきちんと摂ってください」とお話しします。主食を減らすことによって1日に摂取する糖質の量を抑え、減った分をたんぱく質や脂質をおかずの摂取でまかなう、という考え方です。

近年では糖質制限がダイエットの主流となり、糖質制限の中にもさまざまな考え方や手法がありますが、私がおすすめするのは、北里研究所病院の山田悟先生が提唱されている「ロカボ」です。

ロカボでは、1食あたりの糖質量を20～40g、プラス間食で10gに設定。1日130gまでの糖質量が目安になっています[1]。

主食を減らす＝糖質を控える近道ですので、まずは主食の糖質量を把握しましょう。

■ごはん（炊いた米）お茶碗1杯

半膳80g……………糖質28・5g、エネルギー125kcal
小盛150g…………糖質53・4g、エネルギー234kcal
中盛160g…………糖質57・0g、エネルギー250kcal
大盛200g…………糖質71・2g、エネルギー312kcal

■パン

ロールパン1個30g……糖質15・2g、エネルギー95kcal
クロワッサン1個40g……糖質17・9g、エネルギー179kcal
食パン8枚切り1枚45g……糖質20・0g、エネルギー119kcal
食パン6枚切り1枚60g……糖質26・6g、エネルギー158kcal

■麺（ゆで上がり）

うどん100g……糖質21・6g、エネルギー105kcal
蕎麦100g……糖質22・1g、エネルギー114kcal
パスタ100g……糖質28・4g、エネルギー149kcal
中華麺100g……糖質29・2g、エネルギー149kcal

お米もパンも麺も種類やメーカーによって糖質量やカロリーは異なりますので、数字はあくまでもひとつの目安として参考にしていただきたいのですが、ご覧になっていいかがでしょうか？

繰り返しになりますが、ロカボでは1食あたりの糖質量は20〜40ｇです。

「これぐらいならできそう」と思う人ならロカボに則した糖質制限はそんなに難しくないでしょう。

糖質制限は現時点でどれぐらい糖質を摂取している生活を送っているかによって、続けられるか、続けられないかが左右されるでしょう。

しかし、糖質をたっぷり摂っていた人でも、それを減らした分、お肉や魚がしっかり摂れれば全然大丈夫ということであれば糖質制限はそんなに難しくありません。

ＳＴＥＰ５で算出した**1日の摂取カロリーの設定値を超えることなく、かつ、1日の糖質量を130ｇまでに抑える。**

これを一定期間続けることができれば必ず体重は減ります。

STEP 7 糖質制限が合わない人は「脂質制限」を実践する

私が診察している患者さんの中には「毎日米をしっかり食べないと絶対に無理」という人もいます。

実際に当院で行った40歳以上の患者さんを対象にした調査では、１日平均の炭水化物摂取量は２３０ｇ前後という結果でした。（炭水化物のほとんどが糖質です）

もちろん、このような人でもロカボを実践して痩せることができたという例はたくさんありますが、チャレンジしたけれど長続きしなかった、という人もいます。

ダイエットに失敗してしまった……と落ち込む必要はありません。

お米やパンなどの糖質はがまんできないという人は、脂質を減らす方法に変えてみましょう。

54ページで例に挙げた当院の調査では、40代の患者さんで1日平均の脂質摂取量は75g程度、60代でも60g程度の脂質を摂取していることが分かりました。

脂質のエネルギー量は1g＝9㎉で、炭水化物やたんぱく質の1g＝4㎉と比べて多いです。

ですので、**脂質を制限するダイエットを行う場合は、1日の脂質摂取量は50gまでに抑えてください。**

まずは肉や魚の脂質量について把握しましょう。

■牛肉

ヒレ100g……………脂質11・2g、エネルギー177㎉

モモ100g……………脂質13・3g、エネルギー196㎉

サーロイン100g……脂質27・9g、エネルギー313kcal
バラ100g……脂質39・4g、エネルギー381kcal

■豚肉
ヒレ100g……脂質3・7g、エネルギー118kcal
ひき肉100g……脂質17・2g、エネルギー209kcal
ロース100g……脂質19・2g、エネルギー248kcal
バラ100g……脂質35・4g、エネルギー366kcal

■鶏肉
ササミ100g……脂質0・8g、エネルギー98kcal
ムネ(皮なし)100g……脂質2・5g、エネルギー138kcal
モモ(皮なし)100g……脂質5・0g、エネルギー113kcal
モモ(皮付き)100g……脂質14・2g、エネルギー190kcal

■魚

マグロ（赤身）100g……脂質1・6g、エネルギー135kcal
アジ100g……………脂質6・9g、エネルギー144kcal
サケ100g……………脂質8・4g、エネルギー169kcal
サンマ100g…………脂質16・3g、エネルギー242kcal
マグロ（トロ）100g……脂質24・9g、エネルギー323kcal

産地や品種などによって脂質量やカロリーは異なりますので、あくまでも目安として参考にしていただきたいのですが、いずれにしても、脂質制限を行う場合は、脂身の多い肉や魚の摂取量を抑えなければいけません。

糖質＝お米やパンを制限するか、脂質＝ステーキや脂が乗ったマグロやサンマを控えるか……。**まずは結果が出やすい糖質制限を試してみて、ダメだったら脂質制限を試してみる、ということでも構いません。**

さらに言えば、必ずしもどちらかに決めてしまう必要もなく、今月は糖質制限、来月からは脂質制限というやり方でもOKです。

ただし、1日の摂取カロリーの設定値を超えないように続けてください。

糖質制限でも脂質制限でも体重が減少することは明らかです。

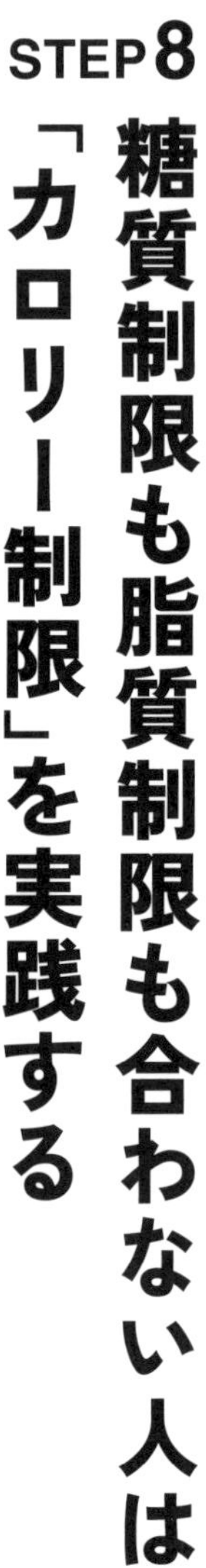

STEP8 糖質制限も脂質制限も合わない人は「カロリー制限」を実践する

最後に、「糖質制限と脂質制限、両方チャレンジしたけれどどちらも失敗した」という人のために第3の方法について解説します。

これはとてもシンプルで、単純なカロリー制限を行ってください。

この場合もまず、たんぱく質の1日の必要量をしっかり確保します。そのうえで、摂取できる残りのカロリーを計算しましょう。

例えば50代の男性の必要エネルギー量は、身体活動レベルが中程度として2590kcalです。

さらにこの方の体重を仮に70kgとします。体重1kgあたり2・0gのたんぱく質を摂るとして、それだけで摂取カロリーは560kcalとなります。

したがって、残り2030kcal－300kcal＝1730kcalを炭水化物（主に糖質）と脂質で摂る、ということになります。

糖質制限ではその中で糖質を極力減らし、その分脂質を摂ることになりますし、脂質制限では脂質を極力減らして、その分糖質で摂取することになります。

でも「どちらも極端に減らすのはいや」という人は、**1730kcalの中で糖質と脂質を好きなように摂っていただいて構いません。**

さらに言えば、糖質制限と脂質制限を比べて、どちらの方がより減量効果があったかを検討したメタ解析によると、どちらの減量効果もダイエットを始めて1年後の有意差は認められなかったという結論となっており、結局は総カロリーを制限することがいちばん大切だったという研究もあります[30]。

では、なぜ糖質制限ダイエットや脂質制限ダイエットが取り上げられるのかというと、そのいちばんの理由は分かりやすさです。

ダイエットを継続していると、「糖質制限ならお米、パン、麺を制限すればいい」「脂質制限なら油ものや間食、クリームなどを制限すればいい」ということが自然に分かるようになり、誰でも何を食べたら良くて、何は避けるべきか容易に理解できるようになります。

前述した「あすけん」などを利用して【必要なたんぱく質＋（糖質＋脂質）＝目標摂取カロリー】の日々の管理が実現でき、糖質と脂質の割合を程よいバランスに保てれば、それでＯＫと考えていただいて構いません。

便利なアプリを利用して、ご自分の体重管理をゲーム感覚で楽しめるようになると、もうそれは立派なダイエットマスターと言えるでしょう。

第4章

ドクターズダイエット

～運動編～

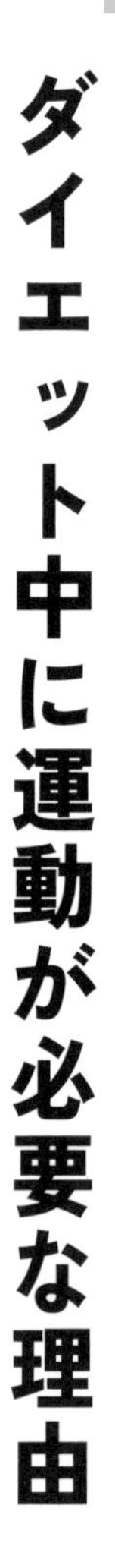

ダイエット中に運動が必要な理由

インターネットでダイエット情報を検索すると「運動嫌いなあなたでもダイエットは可能です」とか「運動しなくてもダイエットできました」という情報がたくさん出てきます。

確かに短期的には食事コントロールだけで減量することは可能です。

でも、それでは私自身がダイエットを始めたときのように「体重は減ったけど筋肉まで落ちてしまった」というような結果になり健康的ではありませんし、カッコ良くもありません。

見かけのことだけではなく、そのようなダイエットはサルコペニア予備軍を作ってしまう原因にもなります。

また、**運動を伴わないダイエットは基礎代謝が落ちてしまい効率も悪くなります。それ**

はいわゆる太りやすい体になることやリバウンドしやすくなることを意味します。

筋肉は骨格筋、心筋、平滑筋の3つに大別できます。

このうち、運動などによって増やすことができる筋肉が骨格筋で、一般的に「筋肉」と呼ばれているものです。

骨格筋は自分の意志で増やすことができ、これを増やして基礎代謝がアップすればエネルギーを消費しやすい体になり、筋力も高まって活動的な生活を送ることができます。

体脂肪を落とす有酸素運動

日常生活に取り入れる運動と言えば、まず頭に思い浮かぶのが有酸素運動だと思います。

酸素を使って筋肉を動かし、脂肪を燃焼させることから有酸素運動と呼ばれており、軽~中程度の負荷を継続的にかける運動のことを指します。

ウォーキング、ジョギング、エアロビクス、サイクリング、水泳などの運動がこれに含まれますが、運動初心者の方には散歩やウォーキング、ジョギングなどが取り組みやすいでしょう。

有酸素運動は脂肪を燃やすだけでなく、心肺機能を高め、持久力維持にも役立ちます。何より、特別な器具を必要とせず、隙間時間でも行うことが可能なので、明日からでも日常生活中にも取り入れることが可能です。

ただし、有酸素運動を行う際には注意点もあります。

早朝のランニングなど、あまり慣れていないことを急に始めると心肺機能に思わぬ負荷がかかったり、膝や足に負担をかけることもあり、予期せぬアクシデントを引き起こす可能性があります。

最初は物足りないくらいから始めていただくことが良いと思います。

また、**1日30分以上の有酸素運動は筋肉量を落とす可能性があることも分かっており、さらに一緒に筋トレを行った場合、そのトレーニング効果を減弱させてしまうことも報告されています**[31][32][33][34]。

「長く行えばそれだけ効果がある」ということではなく、むしろ逆効果となってしまうこともあるのです。

太りにくい体を作るレジスタンス運動

脂肪を落とし、なおかつ太りにくい体を作るにはやはり基礎代謝を上げる、つまり筋肉量を増やす必要があります。

そのためにはレジスタンス運動、いわゆる筋トレが必要です。

筋トレの必要性について分かりやすく説明したいと思います。

有酸素運動が〝運動中に脂肪を多く燃やす〟のに対して、筋トレは〝運動後に脂肪が燃えやすい状態をつくる〟ことが分かっています。

アスリートの体脂肪率を調べると、マラソンランナーの体脂肪率は男子が5～8%、女子は男子より少し多めで8～10%程度。短距離選手は男子が4～6%、女子が8～11%程度で、男女ともにマラソンランナーと短距離選手との間で大きな差は見られませんでした。

そのほか、トップアスリートの体脂肪率を見てみると器械体操やハンマー投げのメダリストは体脂肪率3〜4％とマラソン選手よりも低い体脂肪率でした。

では無酸素運動競技のアスリートたちがどうして体脂肪率が低いかというと、筋肉量が多い人ほど安静時のエネルギー消費量が多く、脂肪がつきにくい身体になっているからです。


東京大学の石井直方先生らの研究によると、筋肉そのもののエネルギー消費に加えて、交感神経の活性化やホルモンバランスの変化によって筋肉量が1kg増えると、1日約50kcalの消費カロリーがアップすると言われています。

1日たったの50kcalと侮ってはいけません。1日50kcalでも、1か月（30日）では約1500kcal（体脂肪量に換算すると約0・2kg）、1年では1万8250kcal（同、約2・5kg）、5年では9万1250kcal（同、約12・5kg）にもなります。

「この5年間、特に食事も運動量も変えていないんだけど、どんどん太ってきちゃって」なんていう方、いらっしゃいませんか？　何もしなければ年齢と共に筋肉量はだんだん落ちていきます。その落ちた分だけ基礎代謝量も落ちていきます。

特に食事の量が増えていなくても、毎日同じ生活を送っていても、気が付かないうちに脂肪が燃えにくい身体に変化しているのです。だからこそ筋肉量を保つことが大切なのです。


筋肉量を落とさないようにするために大切な筋トレですが、いきなりトレーニングと言われても、さてどうしよう？　と思われるかもしれません。

でも大丈夫です。まずはご家庭の中でできる運動で良いと思います。

運動強度は年齢、性別、それまでの運動習慣や基礎疾患の有無によって様々ですが、これも最初はちょっと物足りないくらいでも大丈夫です。

テーブルに手をついて身体を支えながらの椅子に腰かけたり、立ち上がったりする低負荷のスクワットや、あおむけに横になったまま、膝を立てて腰を浮かしたり下ろしたりするヒップリフトでも構いません。


基礎代謝を増やす目的であれば、比較的筋量が多い下半身中心の運動がおすすめです。

もちろん、足腰に問題がなく、体力がある方や若い方はもっと本格的な筋トレが効果的です。

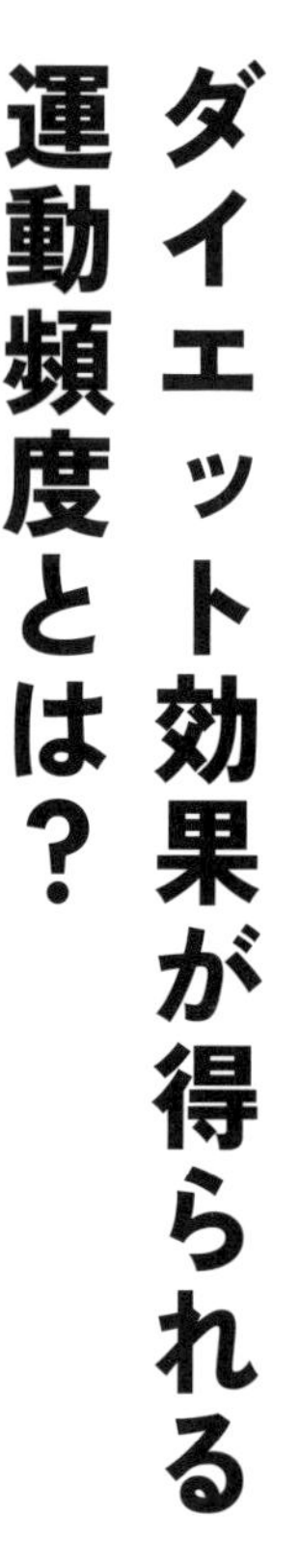

ダイエット効果が得られる運動頻度とは？

すでにある程度の運動習慣のある方であれば、運動はできれば週3回以上行うと良いでしょう。

その方がどのようなダイエットを目指すかで、有酸素運動中心にするか、レジスタンス運動中心にするかが変わってきます。

長い距離歩いても息が上がらないようにしたい。体脂肪を減らしたい。ということが目的の場合は、有酸素運動中心の方がいいと思いますし、カッコよく筋肉をつけたい、ふらついたり躓いたりしないようにしたい、食べても太りにくい身体にしたいという思いが強ければ、レジスタンス運動中心のトレーニングをおすすめします。

理想的には、週3回以上の筋トレに加えて1日20～30分の有酸素運動ができるのならば、

より効率的に減量できますし、筋肉量を増やしながら脂肪を減らすことも可能です。

しかし、現実問題としてなかなか運動する時間を確保できない方も多くいらっしゃいます。そのような場合は、日々の生活の中で身体活動を増やす努力をしてみてください。例えば建物内の移動はエレベーター、エスカレーターではなく、なるべく階段を利用してみるとか、バス1区分は歩くようにするとか、駐車場はなるべく遠くに止めて歩く距離を長くするか、できることからで構いません。

家の中でも簡単なレジスタンス運動は可能です。

腰が痛い、膝が痛いという方であれば痛い部位に負担をかけない体操、運動でもOK。そんな軽い運動では物足りない、もう少し早く確実に効果を上げたいということであれば、HIITという方法もあります。

HIITとはHigh Intensity Interval Training（高強度インターバルトレーニング）の略で、短時間の高強度運動と休息を交互に繰り返すトレーニング方法です。その基本

的な方法は

1　20～40秒の高強度運動（最大心拍数の80％以上）
2　10～20秒の休息または低強度運動
3　1と2を4～8セット繰り返す

取り入れる運動の種類としては、スクワット、バーピージャンプ、マウンテンクライマー、プランク、ジャンピングジャックなどが一例ですが、自宅でも気軽にできるような、より静かな動きを取り入れることもできます。

そして、その特徴としては、短時間（6～30分程度）で高い効果が得られることや、運動後も長時間脂肪燃焼が続く（アフターバーン効果）、筋力アップと脂肪燃焼の両立が期待できる、というようなことがあります。

運動習慣とは不思議なもので、やり始めるまでは億劫に感じることもありますが、いざ始めると体を動かすことがだんだん楽しくなってきます。

例えば私の医療機関内にある健康増進クラブでも、週に何回も通って来ていただいている方は、クラブに来て仲間と運動することが楽しみで、それに加えて終わってから気の合った人たちと日常のお話をするのが生活に欠かせない日常になっている方も大勢いらっしゃいます。「私はインドア派だから」なんて、そんなもったいないこと言わずに是非体を動かしてみましょう。

レジスタンス運動 ～実践編～

ここからは家でできるレジスタンス運動のメソッドをご紹介します。

トレーニングをする際は、上半身、下半身、体幹の３つに分けて行うのが一般的で、この３つを１セットにすると全身まんべんなく筋肉を動かすことができます。

回数はあくまでも目安です。特に初心者の方は無理のないように、自分のペースで行ってください。

上半身 のトレーニング❶

プッシュアップ
（10回×3セット）

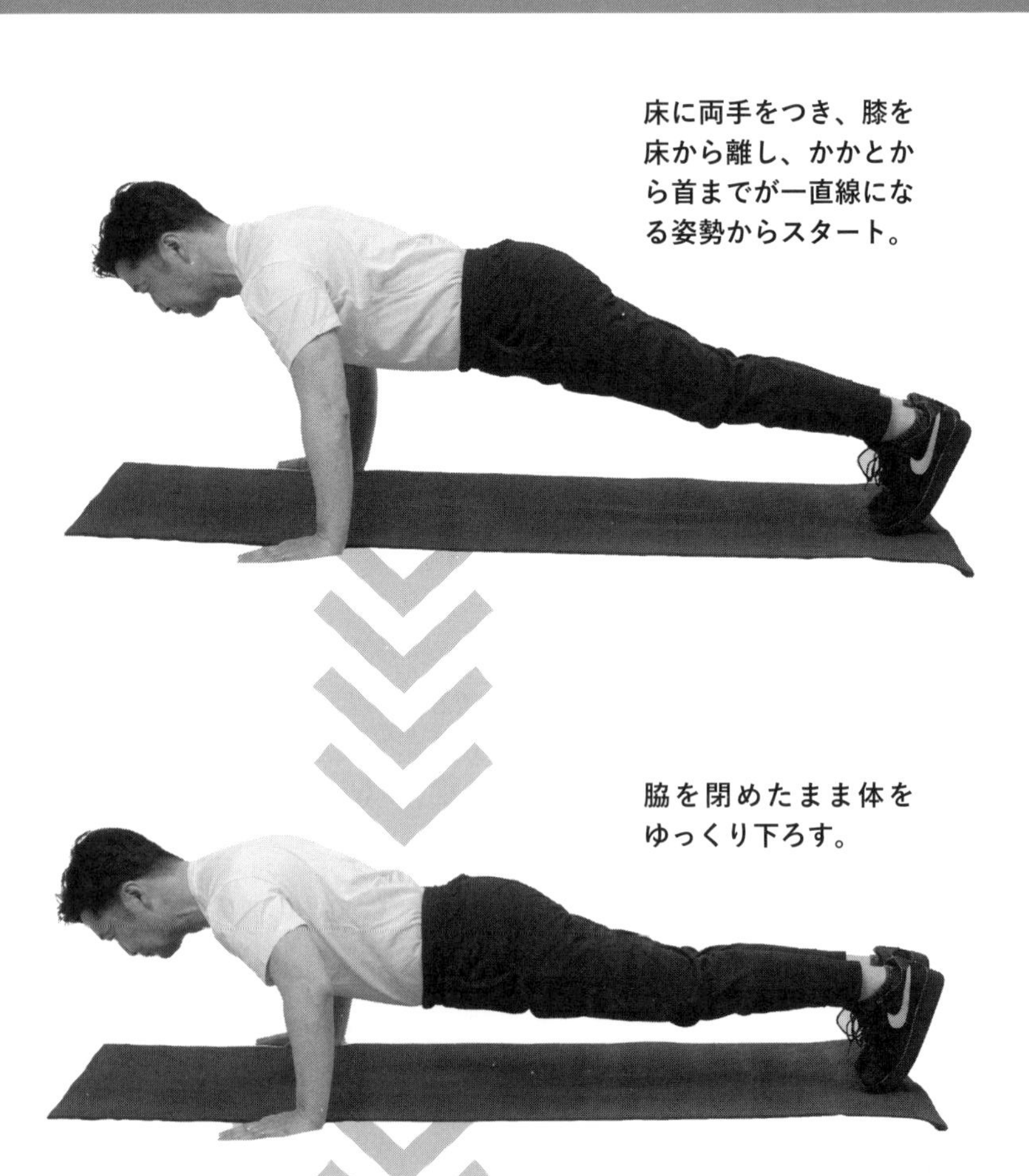

床に両手をつき、膝を床から離し、かかとから首までが一直線になる姿勢からスタート。

脇を閉めたまま体をゆっくり下ろす。

大胸筋を鍛えるトレーニング。

手の幅はまずは肩幅程度に開く姿勢から試してください。さらに負荷をかけたい場合は、手の幅を肩幅よりも少し広めに取って調整してください。

体をどこまで下ろすかによっても負荷が異なりますので、無理のない程度に調整してください。


体を下ろしきったら、ゆっくり上げる。この動きを10回繰り返す。30秒間の休憩を入れながら3セット行う。

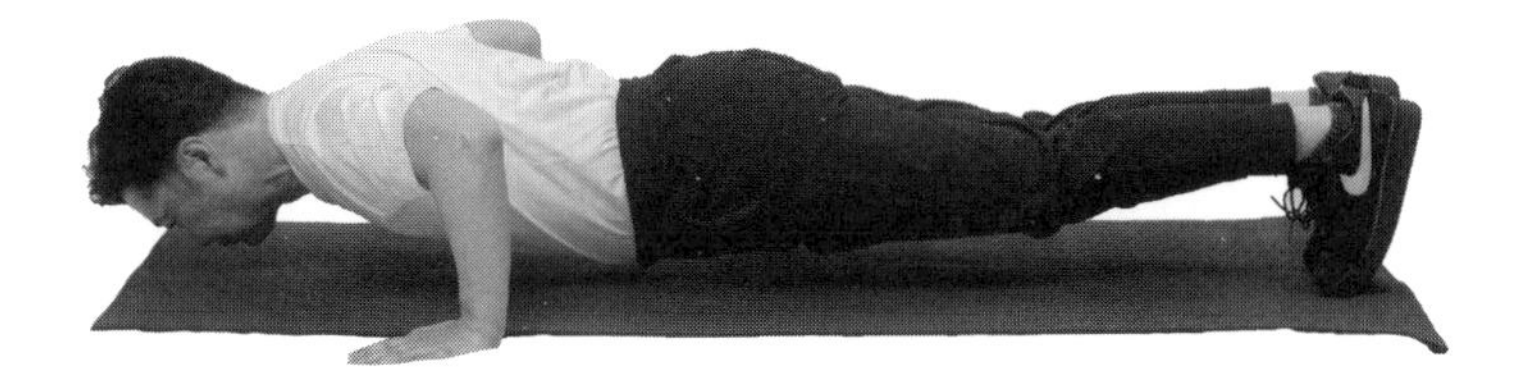

For beginners

初心者は無理をせず、まずは膝をついた姿勢で行ってみよう。

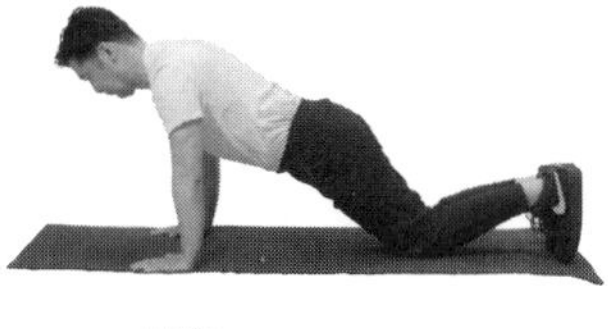

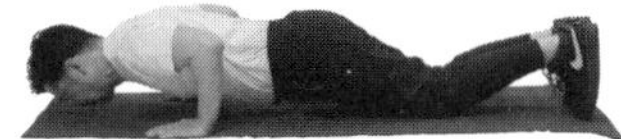

Point

プッシュアップバーなどを使用すると安定感が得られ、効果もアップします。

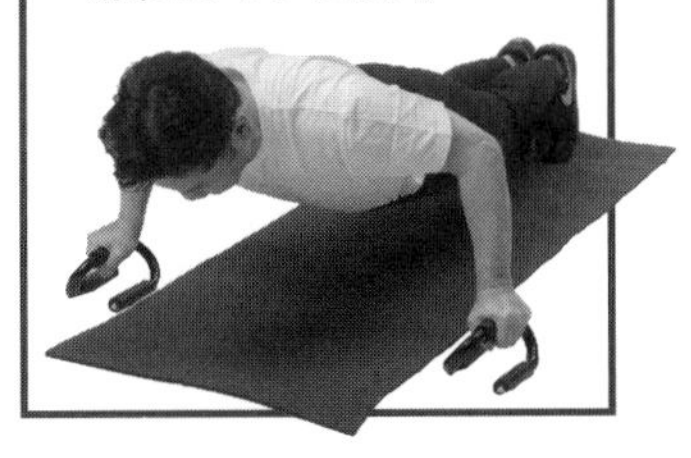

上半身のトレーニング❷

トライセラトップス
(10回×3セット)

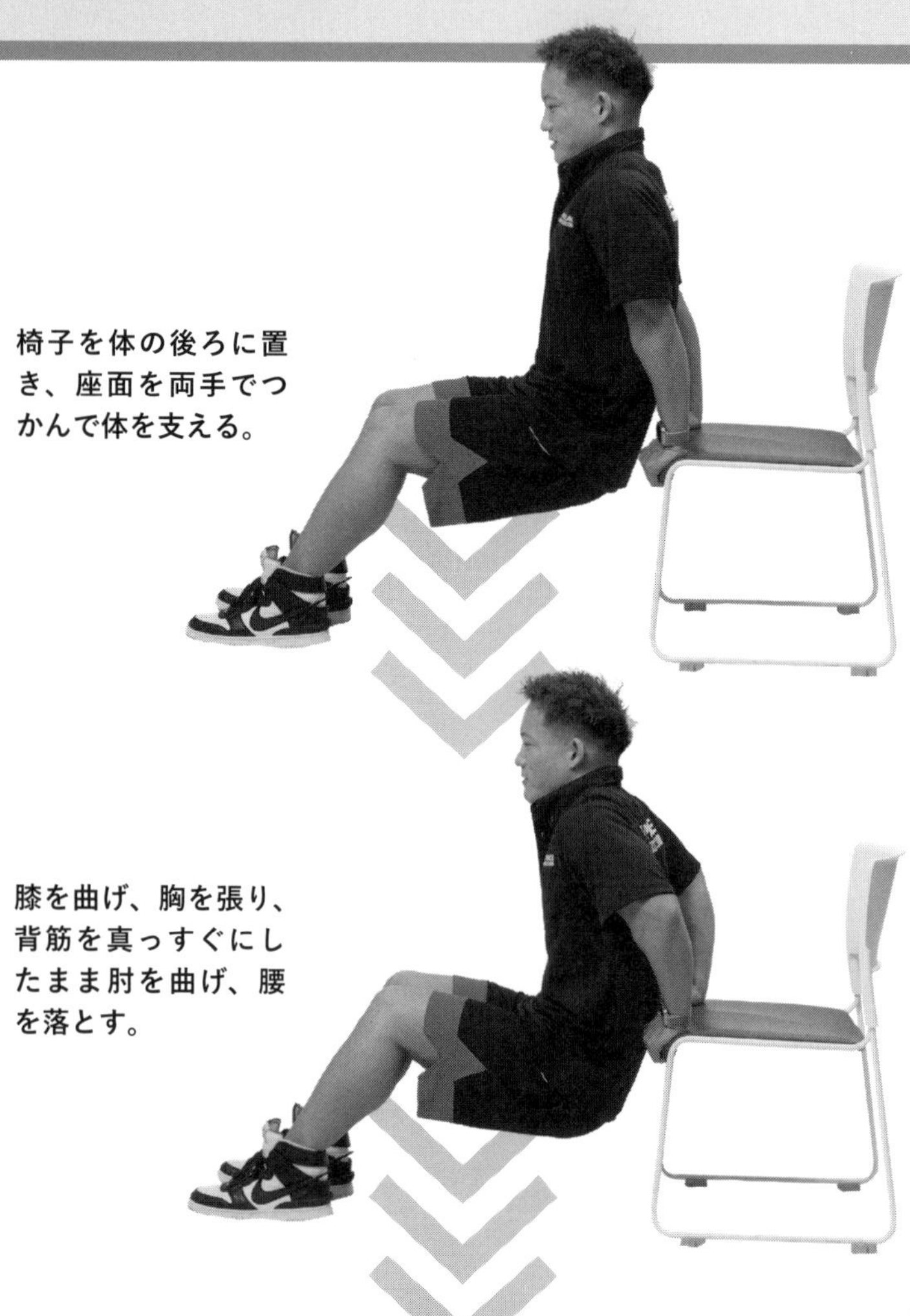

椅子を体の後ろに置き、座面を両手でつかんで体を支える。

膝を曲げ、胸を張り、背筋を真っすぐにしたまま肘を曲げ、腰を落とす。

上腕三頭筋（腕の裏側）を鍛えるトレーニング。
腕の裏側のたるみを解消するのに効果的です。
椅子の高さによって負荷が異なるので、適度な高さものを見繕ってください。

腰を落としきったら、ゆっくり持ち上げる。この動きを10回繰り返す。30秒間の休憩を入れながら3セット行う。

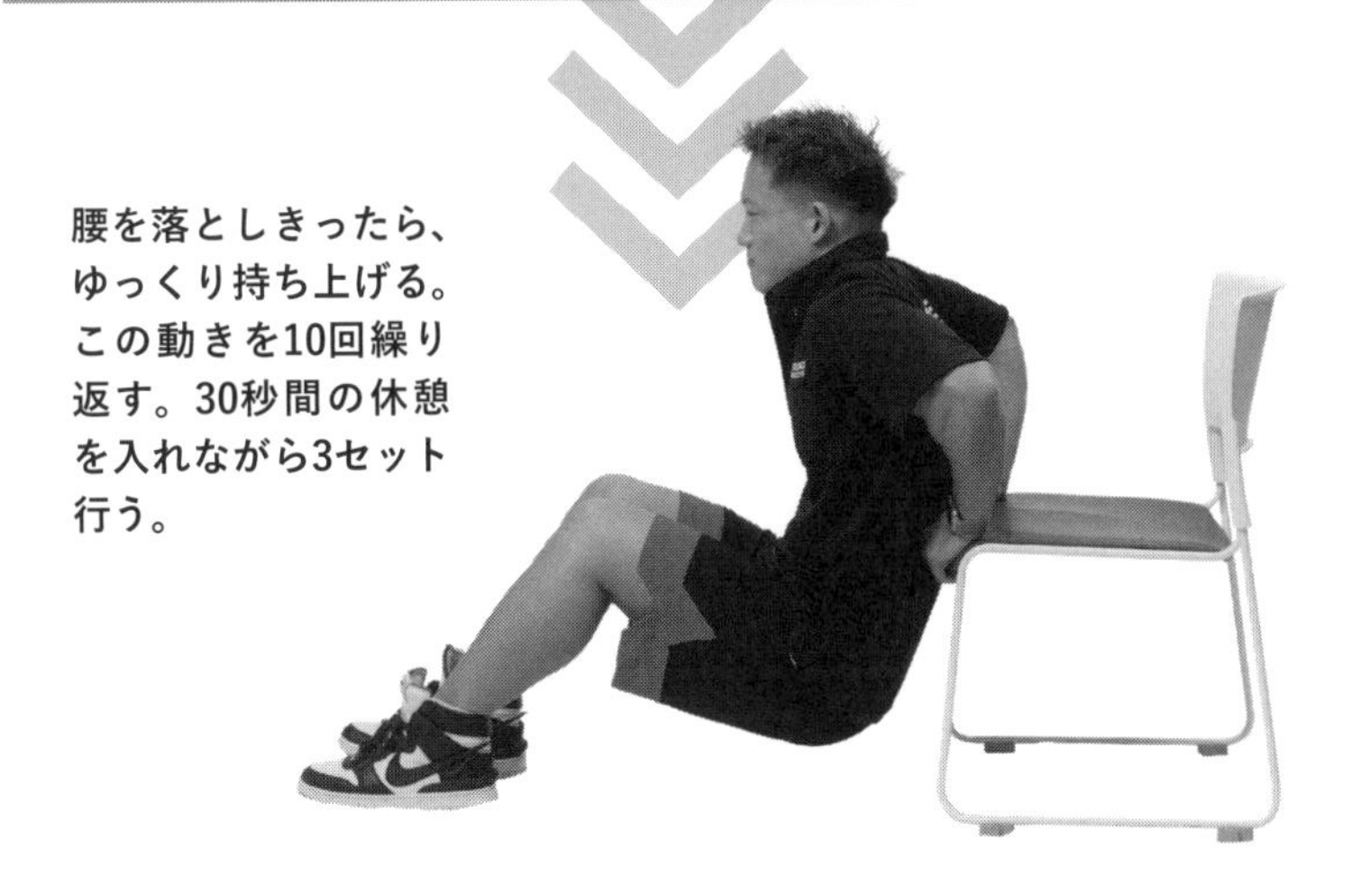

Challenge!

慣れてきたら両足をまっすぐに伸ばし、つま先を上げた姿勢で行う。

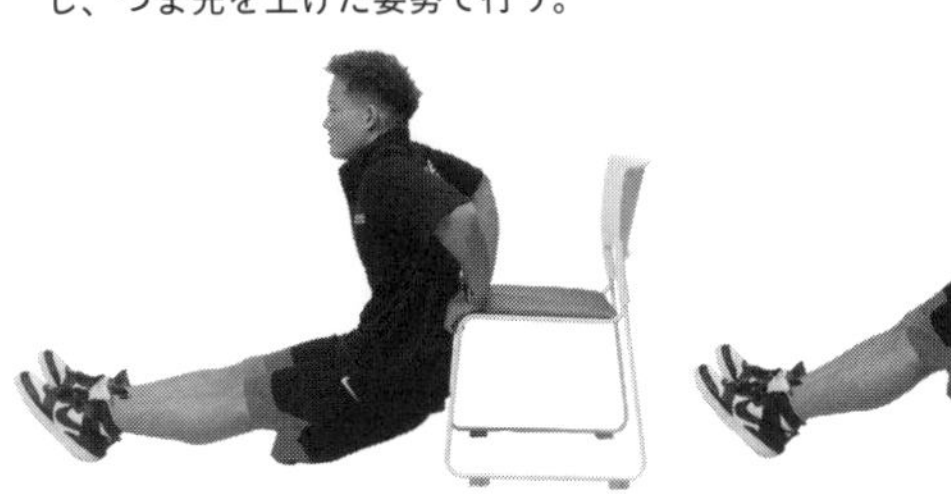

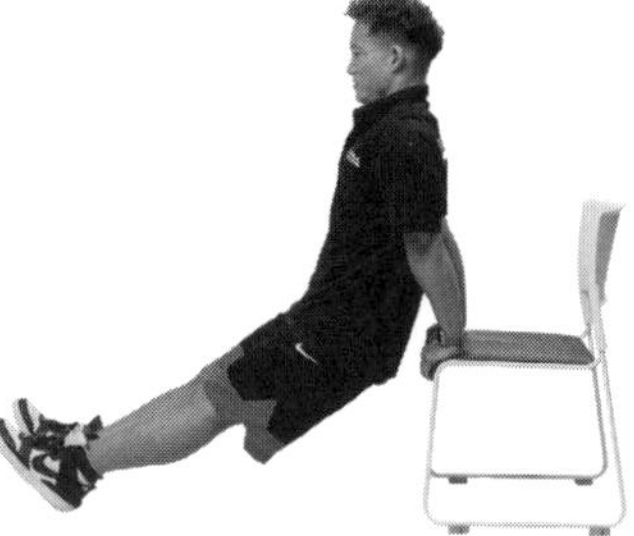

上半身のトレーニング❸
アームカール
（10回×3セット）

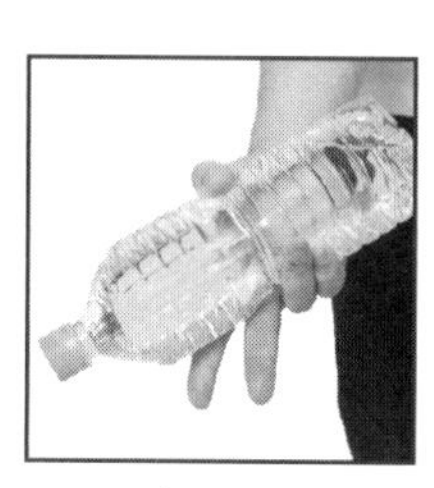

ペットボトルは、親指、薬指、小指の3本でにぎるように意識する。

ペットボトルを両手で持ち、手のひらを正面に向けて下ろす。

上腕二頭筋（腕の表側）を鍛えるトレーニング。
まずは500ml のペットボトルを両手に持って試してください。さらに負荷をかけたい場合はペットボトルの大きさやダンベルなどで調整してください。

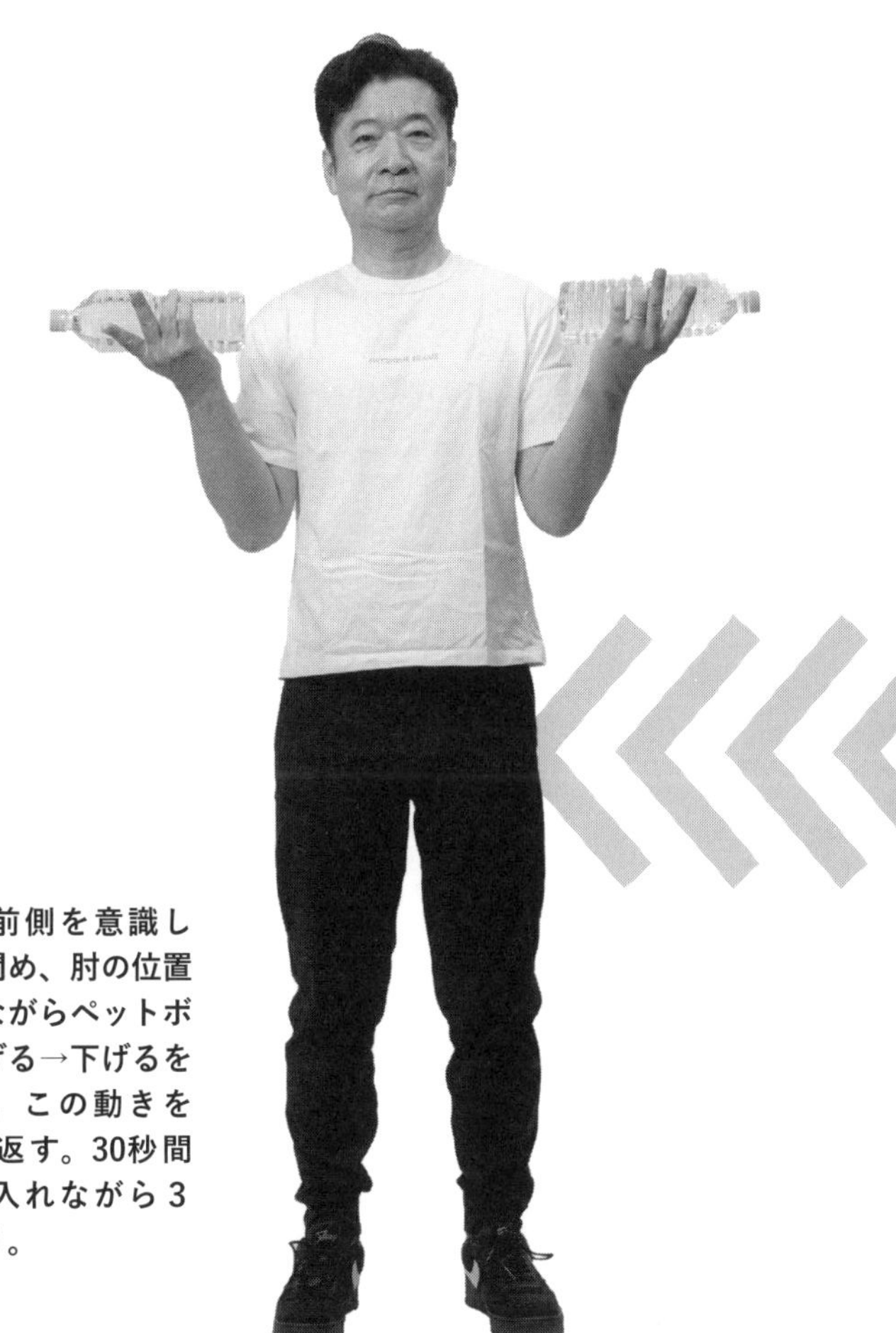

二の腕の前側を意識して、脇を閉め、肘の位置を固定しながらペットボトルを上げる→下げるを繰り返す。この動きを10回繰り返す。30秒間の休憩を入れながら3セット行う。

上半身 のトレーニング❹

サイドレイズ

（10回×3セット）

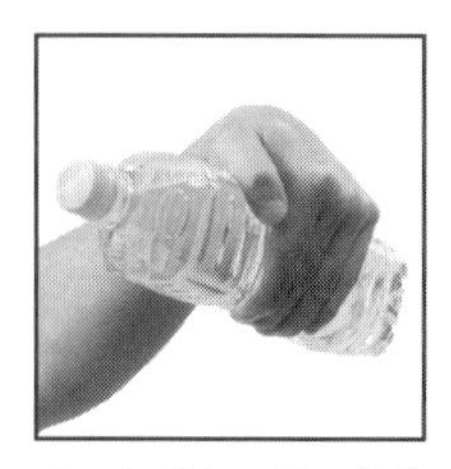

ペットボトルは、人差し指、中指、薬指、小指の4本でにぎるように意識する。

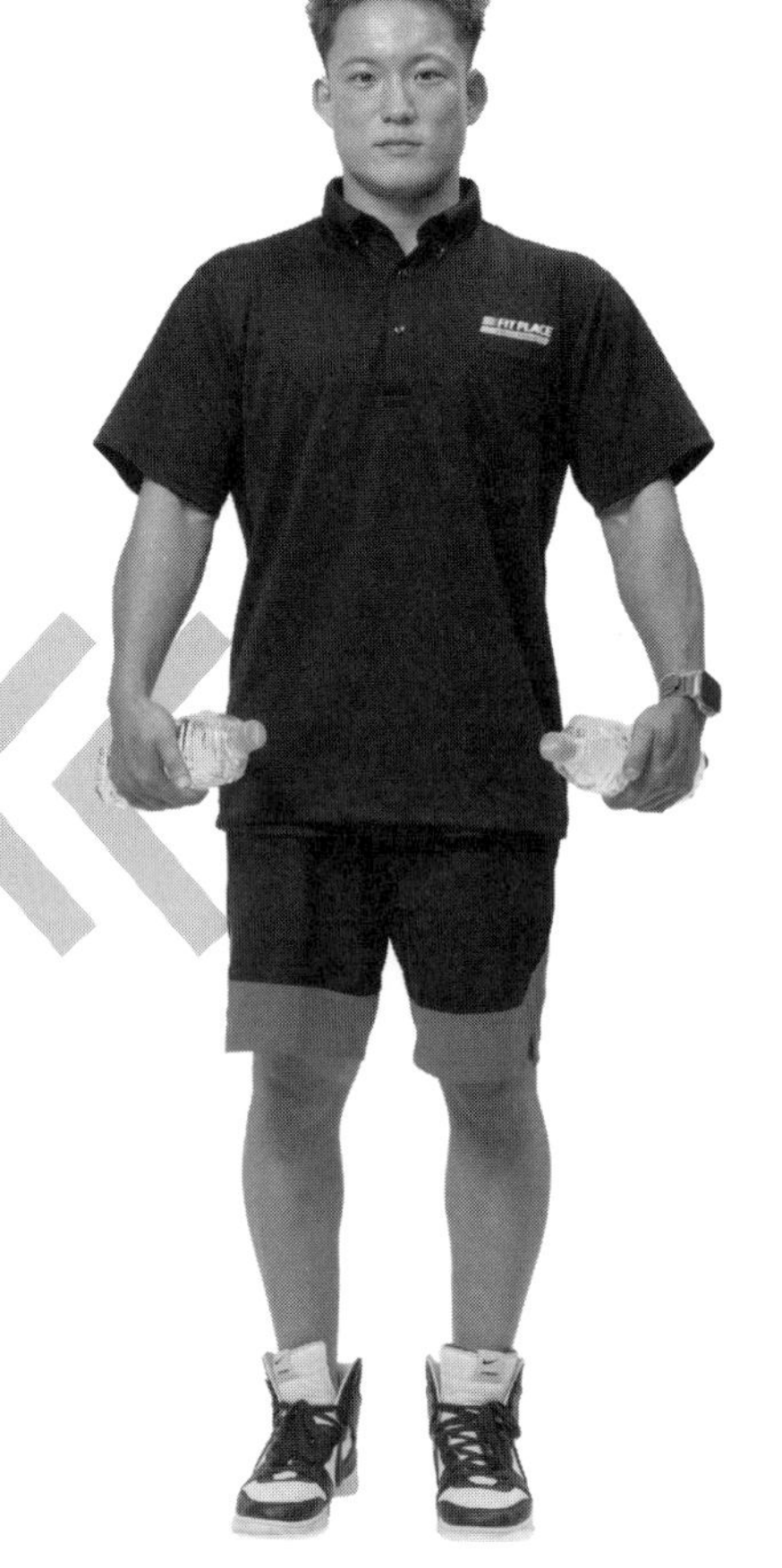

ペットボトルを両手で持ち、手の甲を正面に向けて下ろす。

三角筋を鍛えるトレーニング。上肢で最も体積が大きい三角筋を鍛えことで基礎代謝量をアップさせる効果が期待できます。また、肩こりの予防や改善にも役立ちます。

このトレーニングもまずは500ml のペットボトルを持って試してください。さらに負荷をかけたい場合はペットボトルの大きさやダンベルなどで調整してください。

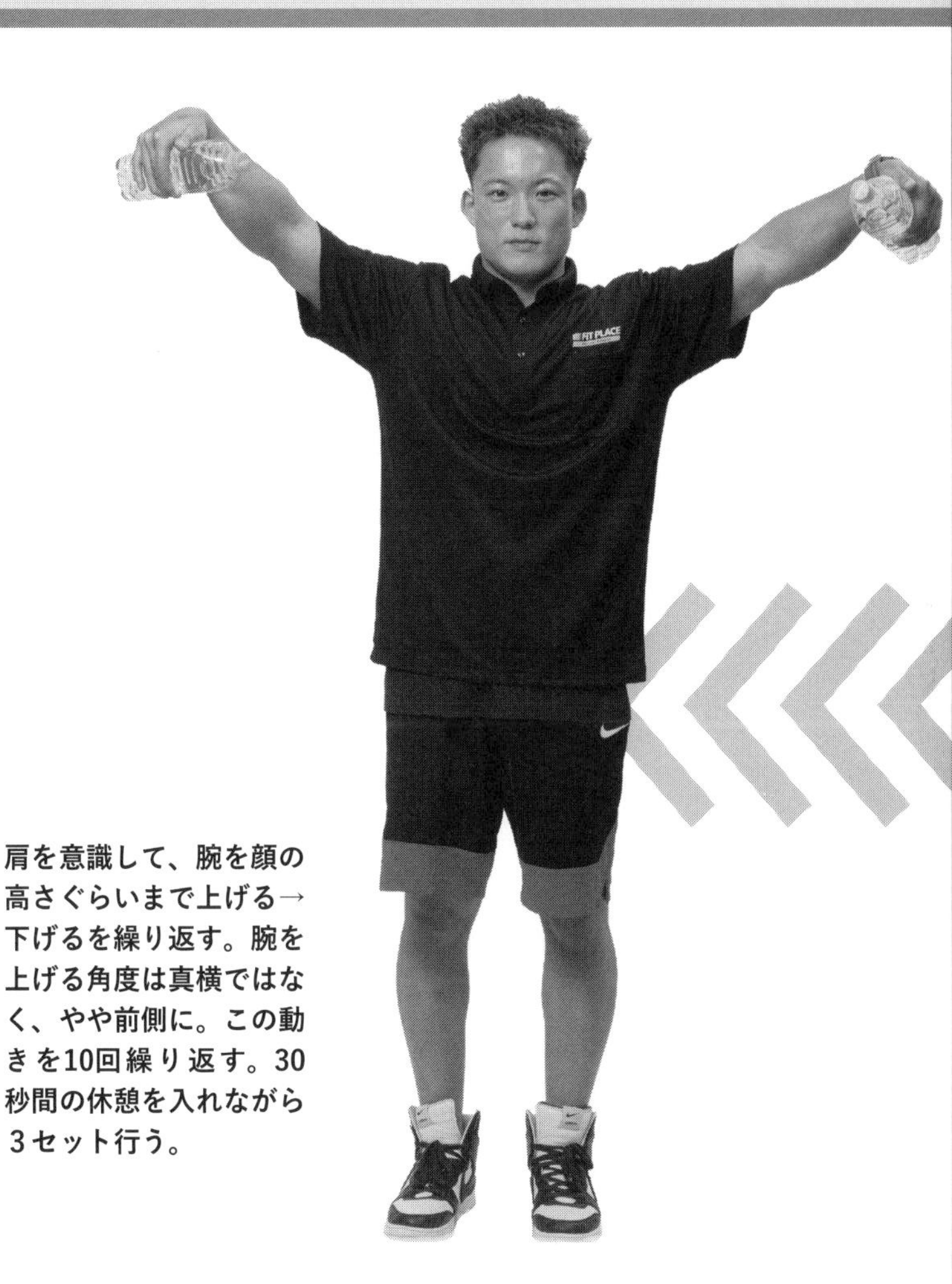

肩を意識して、腕を顔の高さぐらいまで上げる→下げるを繰り返す。腕を上げる角度は真横ではなく、やや前側に。この動きを10回繰り返す。30秒間の休憩を入れながら3セット行う。

下半身 のトレーニング❶

スクワット
（10回×3セット）

椅子に座り両手を真っ直ぐ前に伸ばす。両手を前に伸ばしたまま上半身を前傾させ、ゆっくり立ち上がる。この動きを10回繰り返す。30秒間の休憩を入れながら3セット行う。

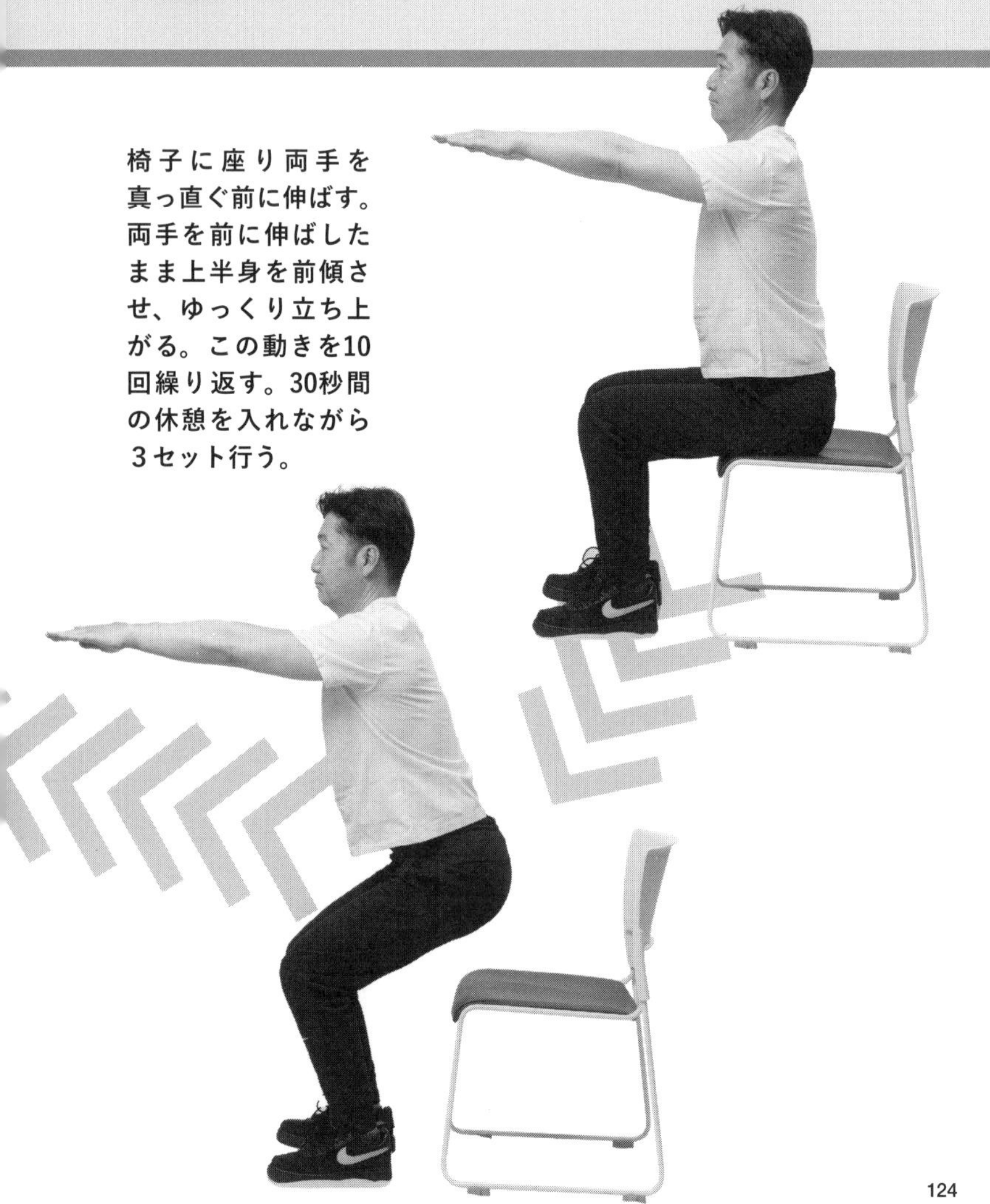

大腿四頭筋を鍛えるトレーニングの代表格といえばスクワットですが、足の向き、手の位置、体の角度、どれぐらいまで腰を落とすかなど、色々なやり方があります。
本書を読んでいる皆さんには、ケガがないように行っていただくことを第一に考え、まずは椅子を使った方法で実践していただきます。

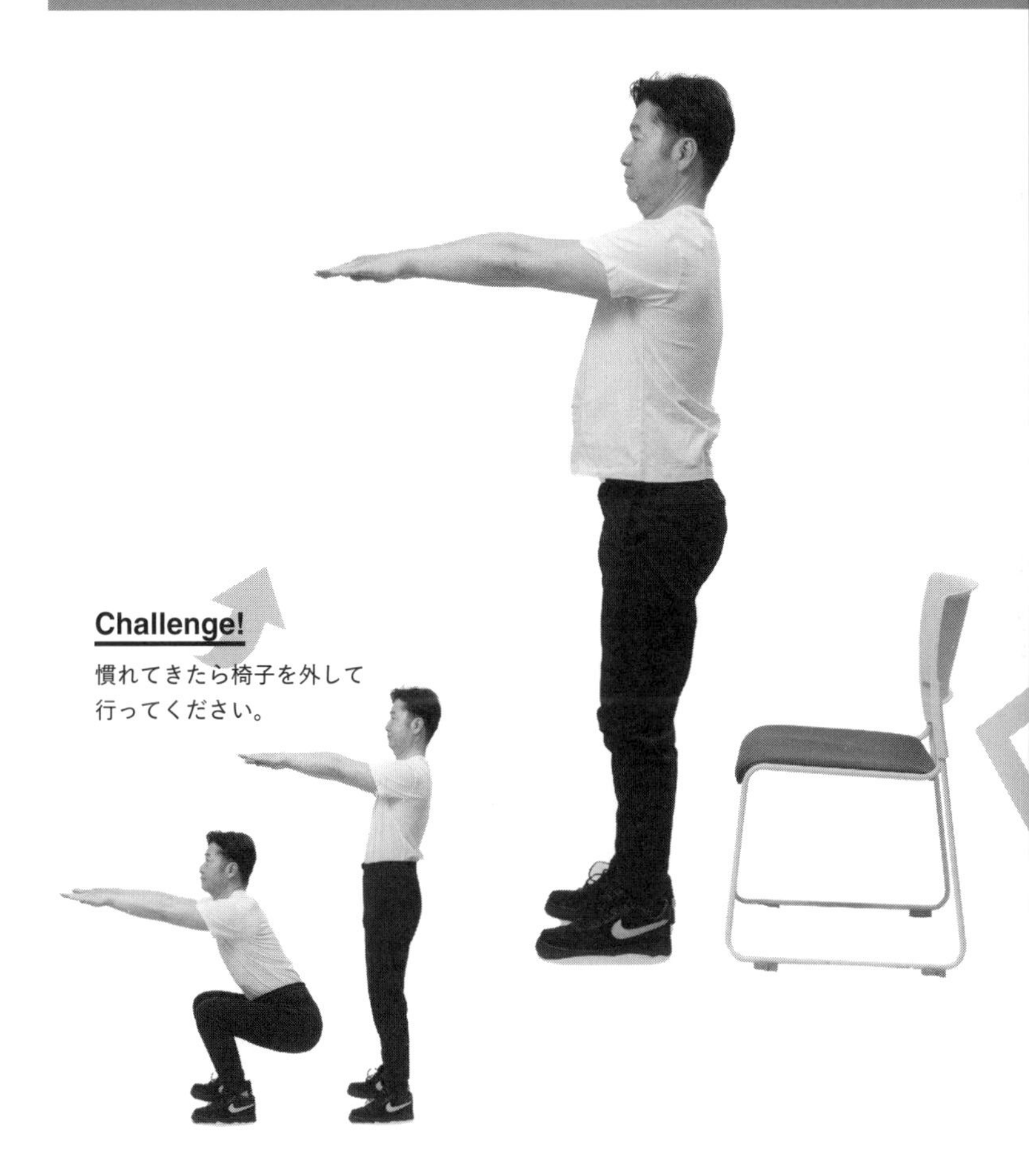

Challenge!

慣れてきたら椅子を外して
行ってください。

下半身のトレーニング❷

ワイドスクワット

（10回×3セット）

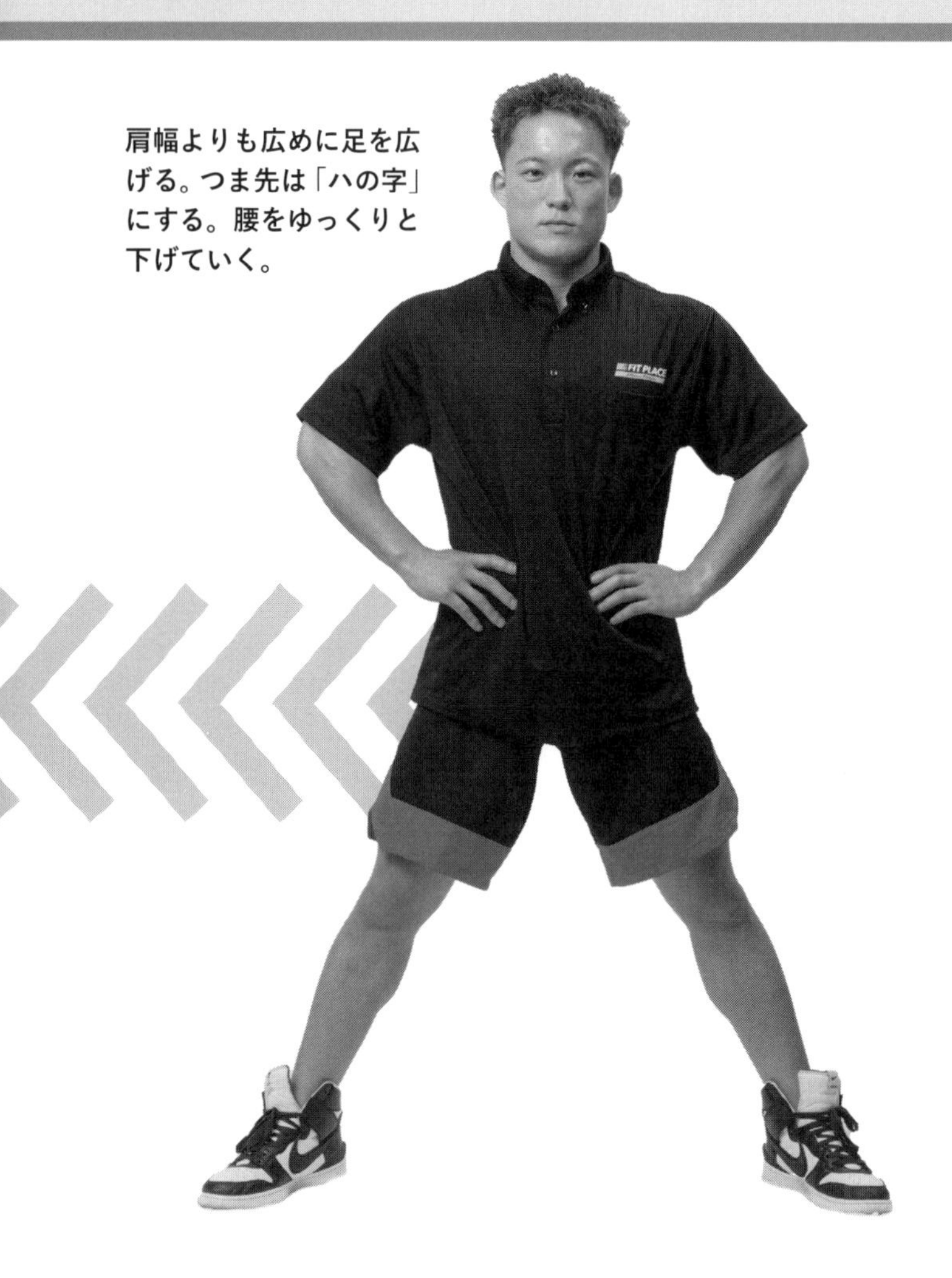

肩幅よりも広めに足を広げる。つま先は「ハの字」にする。腰をゆっくりと下げていく。

足を広げて行うワイドスクワットは内転筋を鍛えることができます。

鍛えにくい内ももをトレーニングすることで股関節の可動域を広げ、怪我予防にも効果的です。

足をハの字に開き、膝を外側に向けるよう意識して行うのがポイントです。


無理のない範囲まで腰を下げたら、膝を伸ばし切らない程度にゆっくりと立ち上がる。この動きを10回繰り返す。30秒間の休憩を入れながら3セット行う。

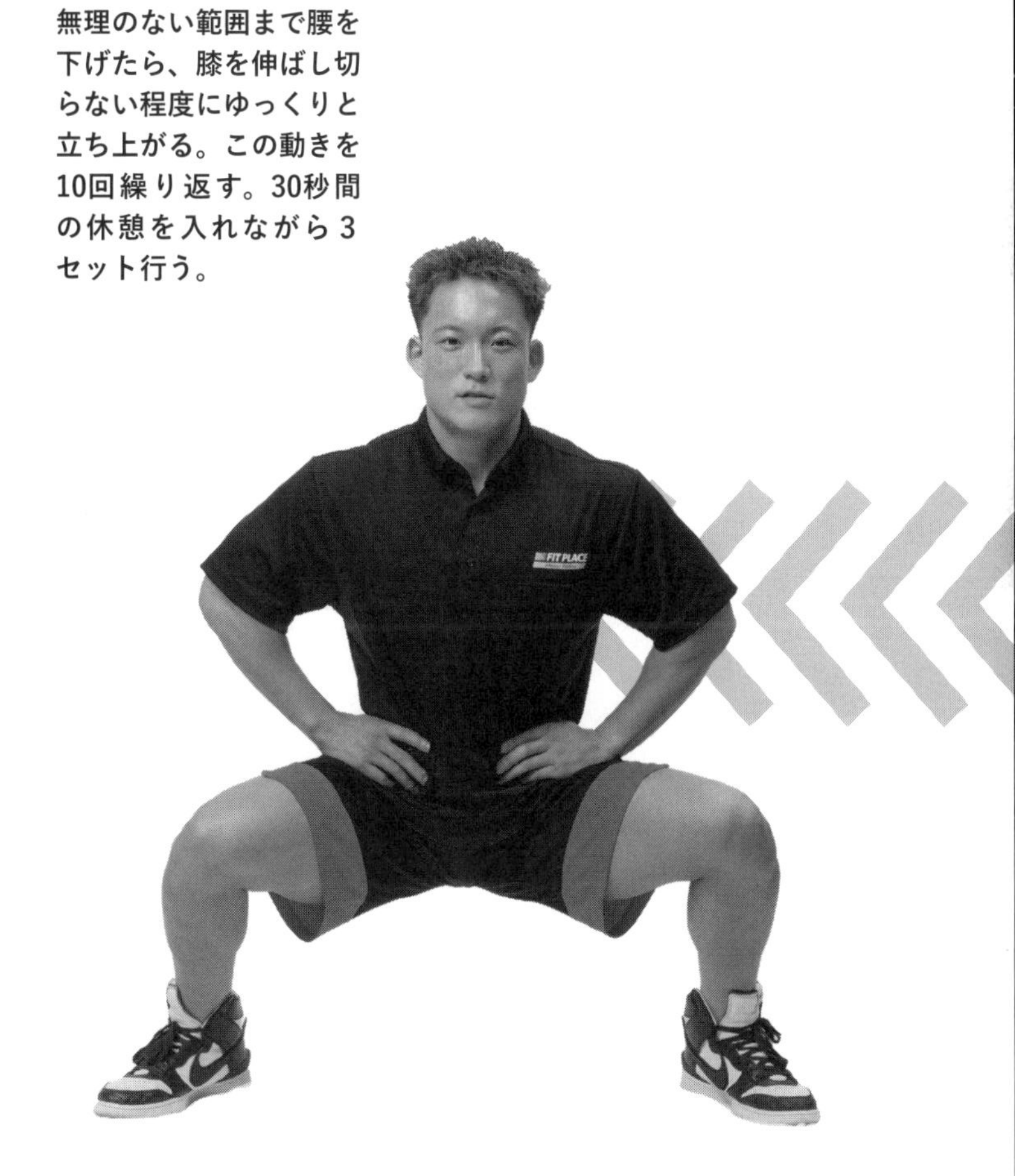

下半身のトレーニング❸

ステップアップ

（20回×3セット）

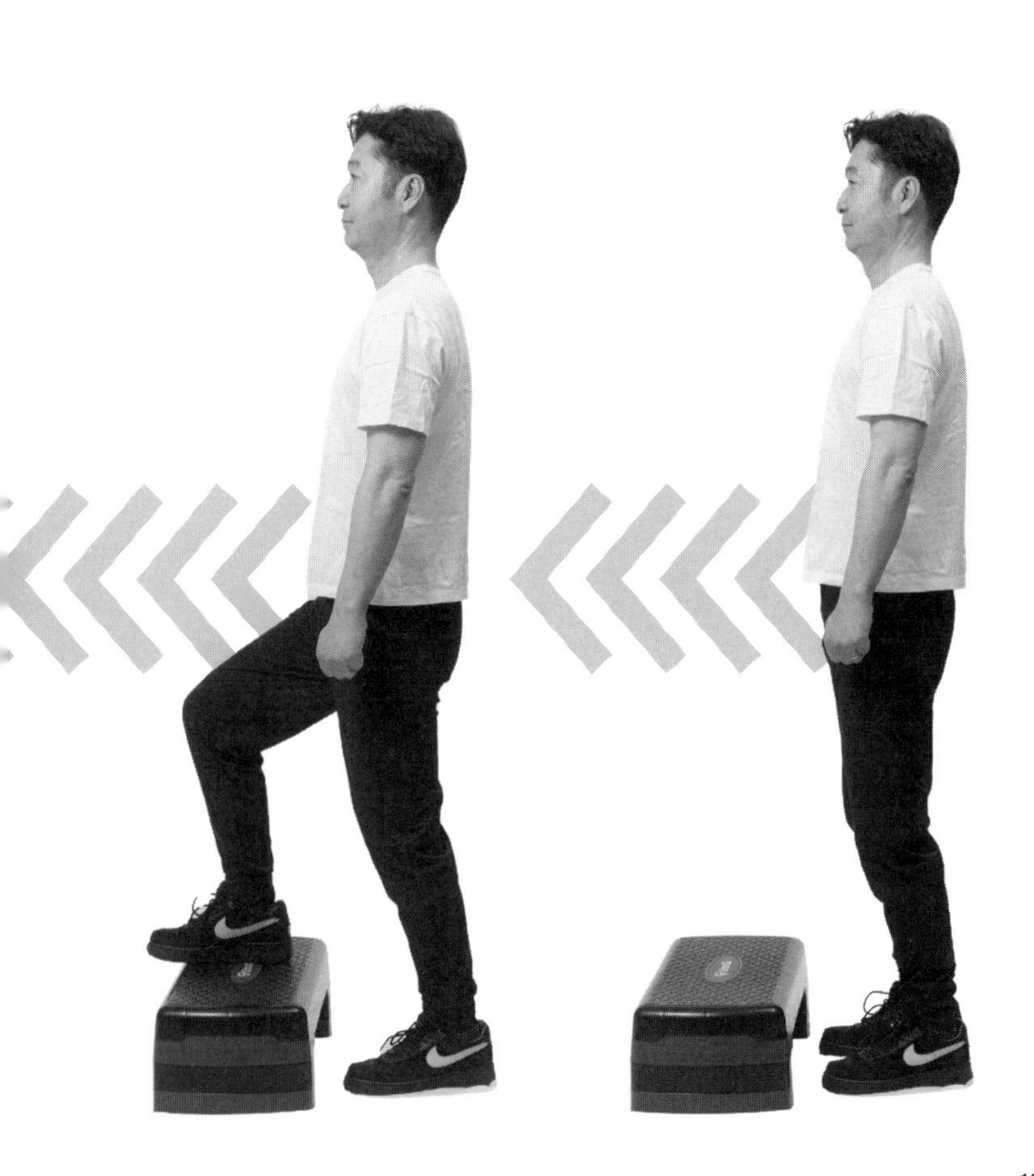

もうひとつ、大腿四頭筋を鍛えるトレーニングを行います。階段、椅子、ベッドなど家の中にある段差を使って、上り下りを繰り返します。

段差に向かって立ち、右足を乗せる。左足も乗せて両足で立つ。右足→左足の順番に床に下ろす。同じ動きを10回繰り返す。左足→右脚の順番に変えて、さらに10回繰り返す。30秒間の休憩を入れながら3セット行う。

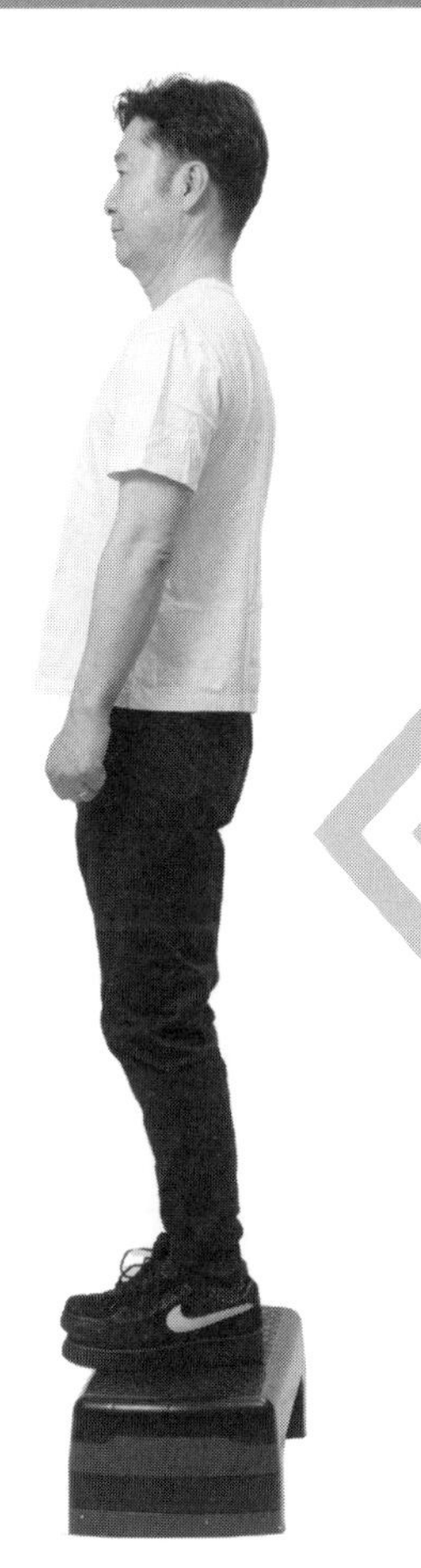

Challenge!

慣れてきたらペットボトルやダンベルを持って行ってください。

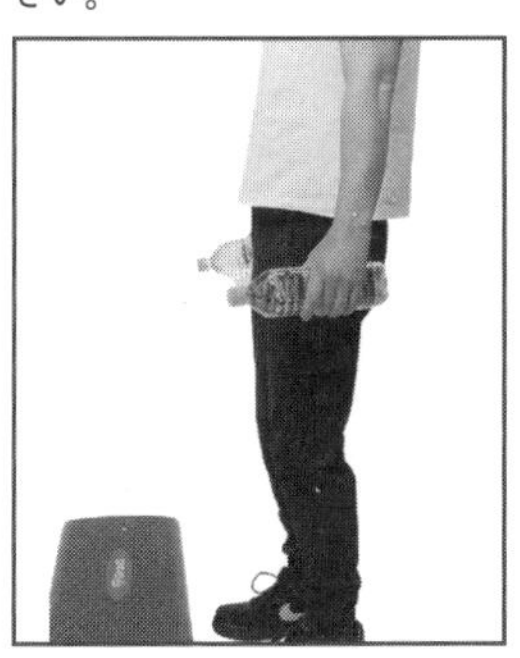

体幹 のトレーニング❶

プランク
（30秒×3セット）

肘を床につき、90度の角度を作り体を真っすぐに延ばした状態でつま先を床につく。腹筋に力を入れ、体の軸を真っすぐ保ち30秒キープする。30秒間の休憩を入れながら3セット行う。

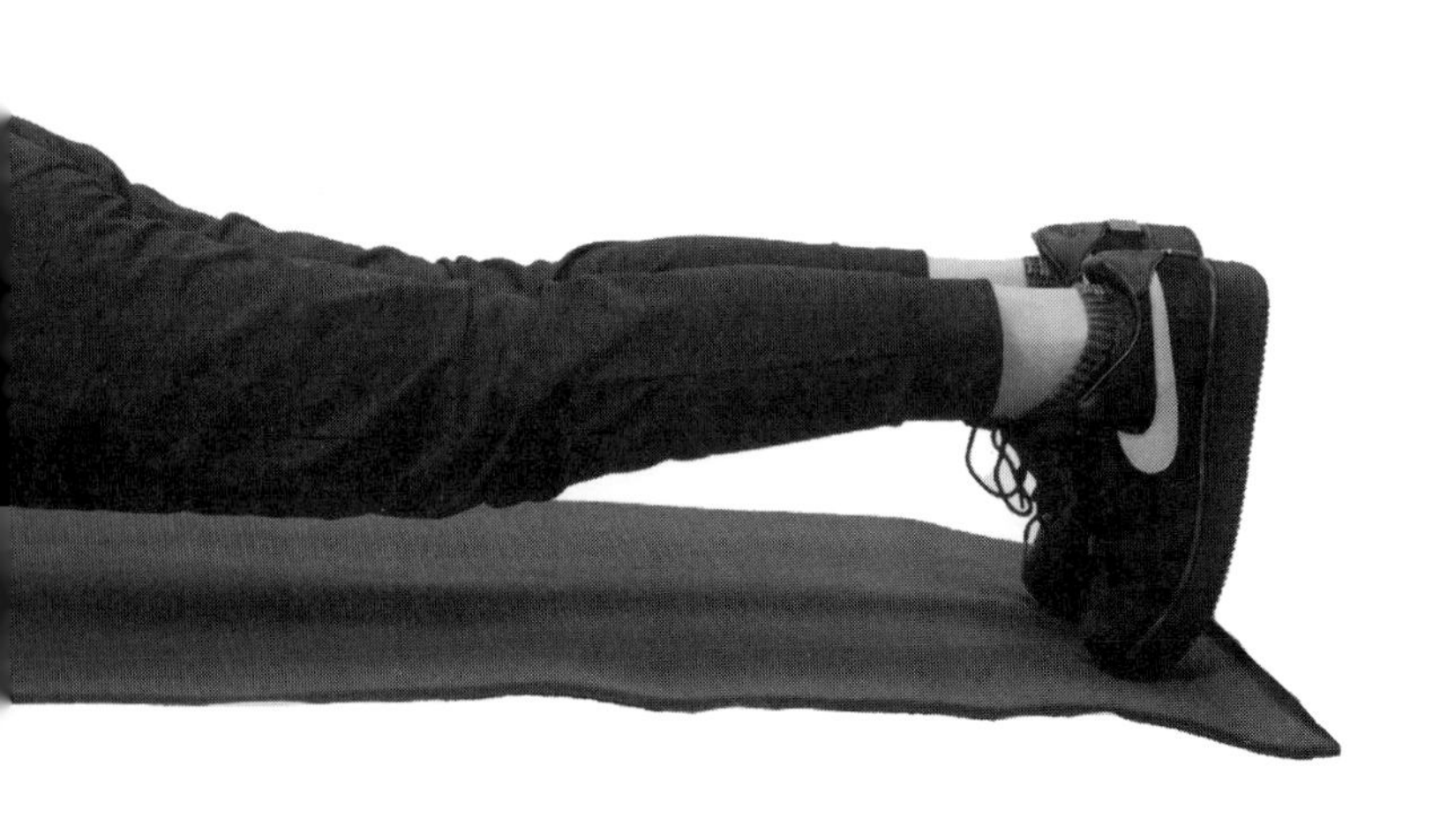

プランクは体幹トレーニングの基本メニューです。いっけん簡単そうにも見えますが、腹横筋、腹直筋などのお腹の中心にある筋肉を使わないと体を支える事ができません。

ネーミングの通り、体をプランク＝板のように真っすぐに延ばした姿勢をキープしてください。最初は30秒を目標に。慣れてきたら秒数を伸ばしても良いでしょう。

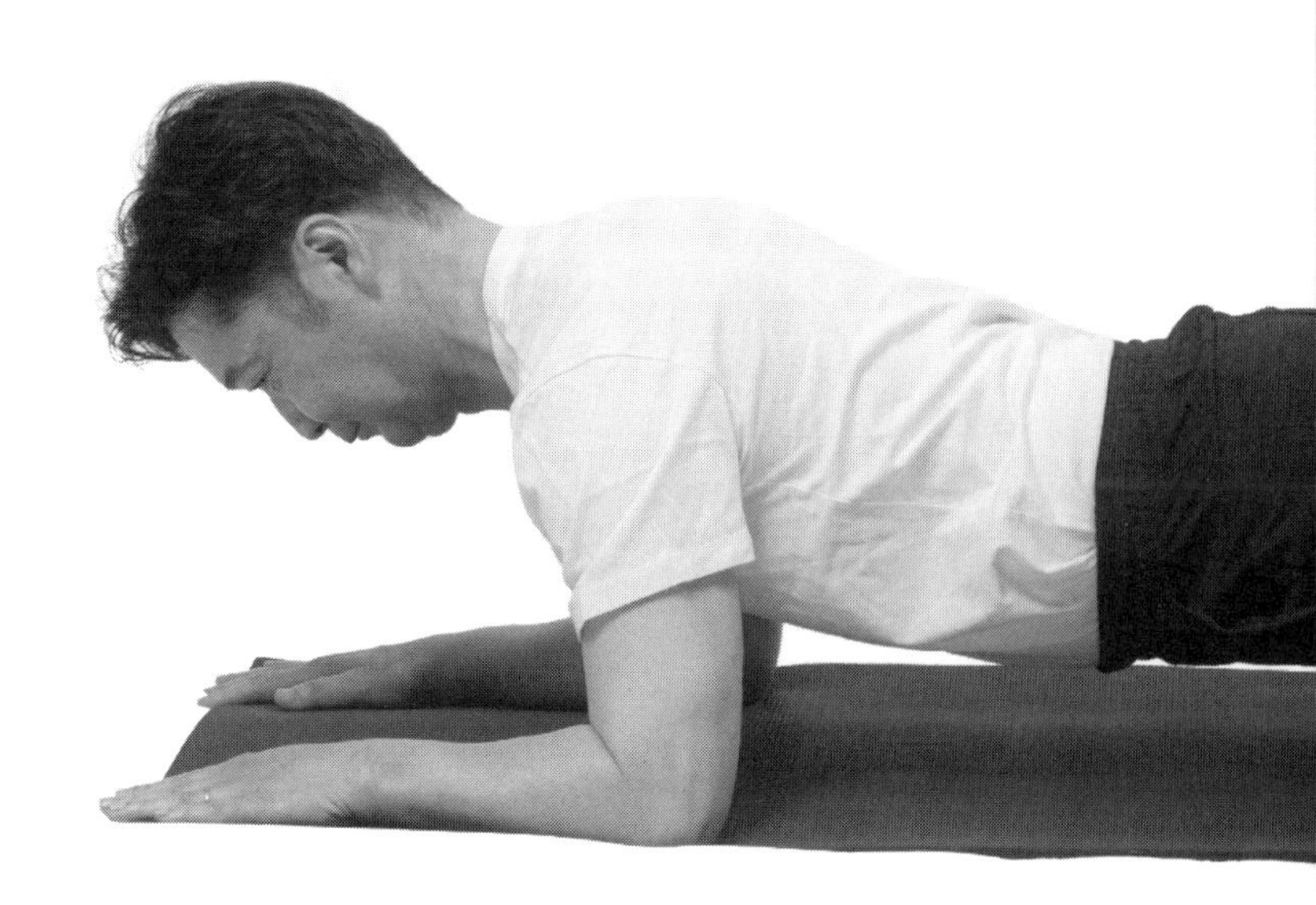

体幹 のトレーニング❷

レッグレイズ
（10往復×3セット）

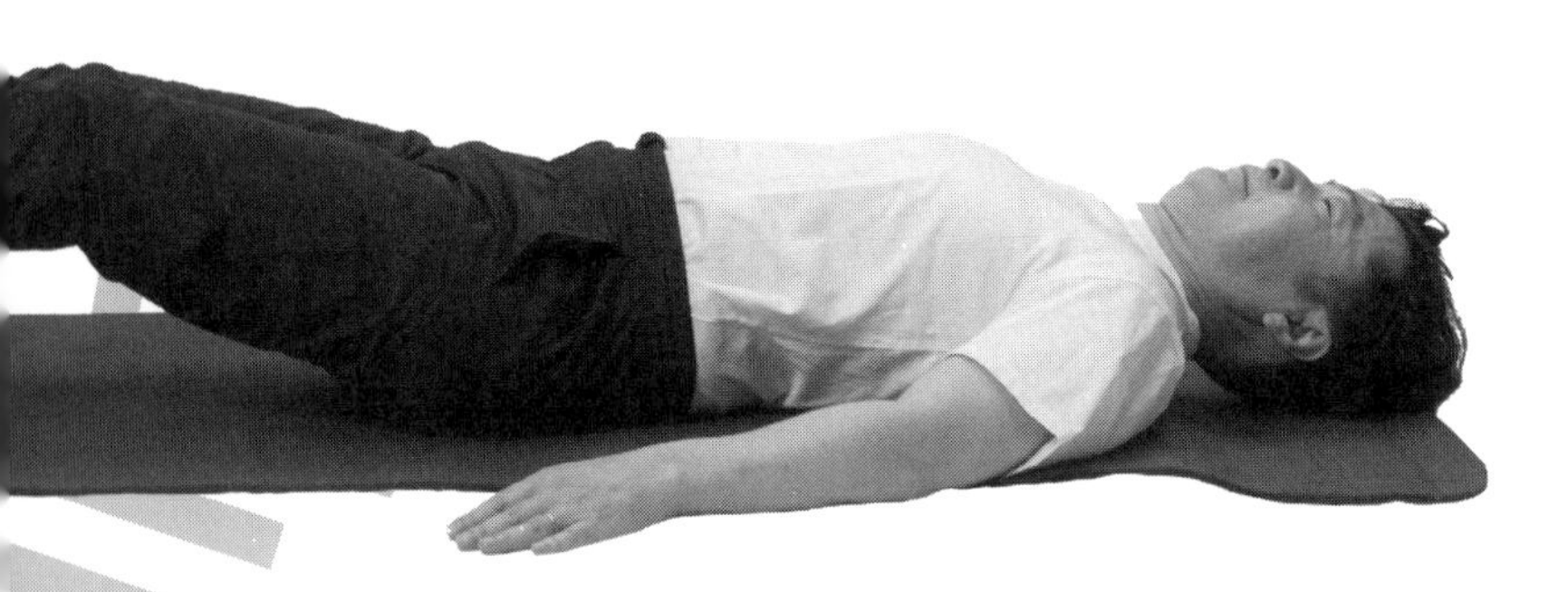

仰向けになり体の横に手を置き床にしっかりつける。

腹直筋、腹横筋、腸腰筋などが鍛えられるレッグレイズは、
下腹のぽっこりを解消する効果が期待できます。
腰の痛みなどがある場合は膝を曲げた状態で行っても
OK です。

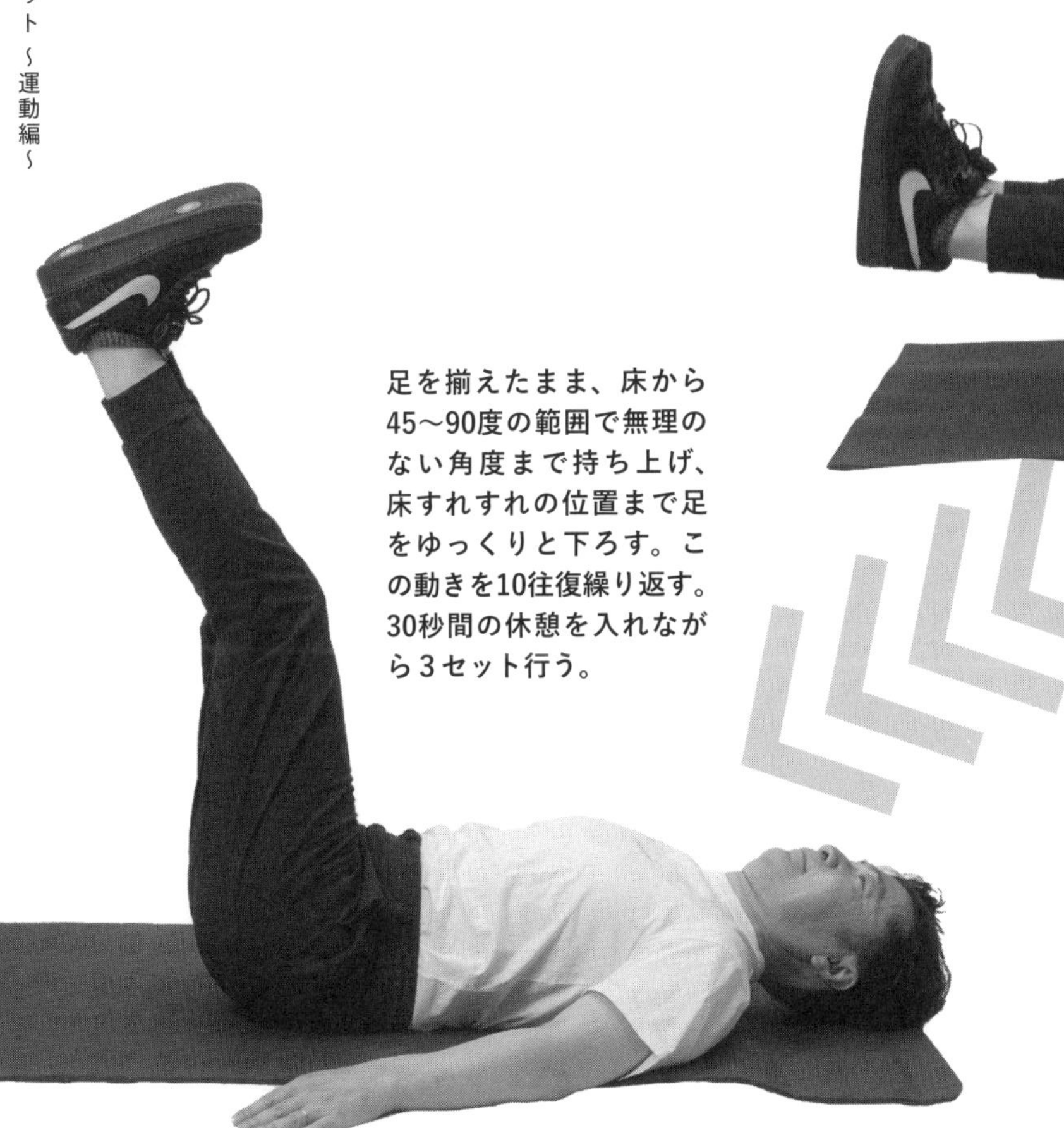

足を揃えたまま、床から45〜90度の範囲で無理のない角度まで持ち上げ、床すれすれの位置まで足をゆっくりと下ろす。この動きを10往復繰り返す。30秒間の休憩を入れながら3セット行う。

体幹 のトレーニング❸

クランチ

(10回×3セット)

仰向けになり、膝を曲げる。手は頭の後ろに置く。

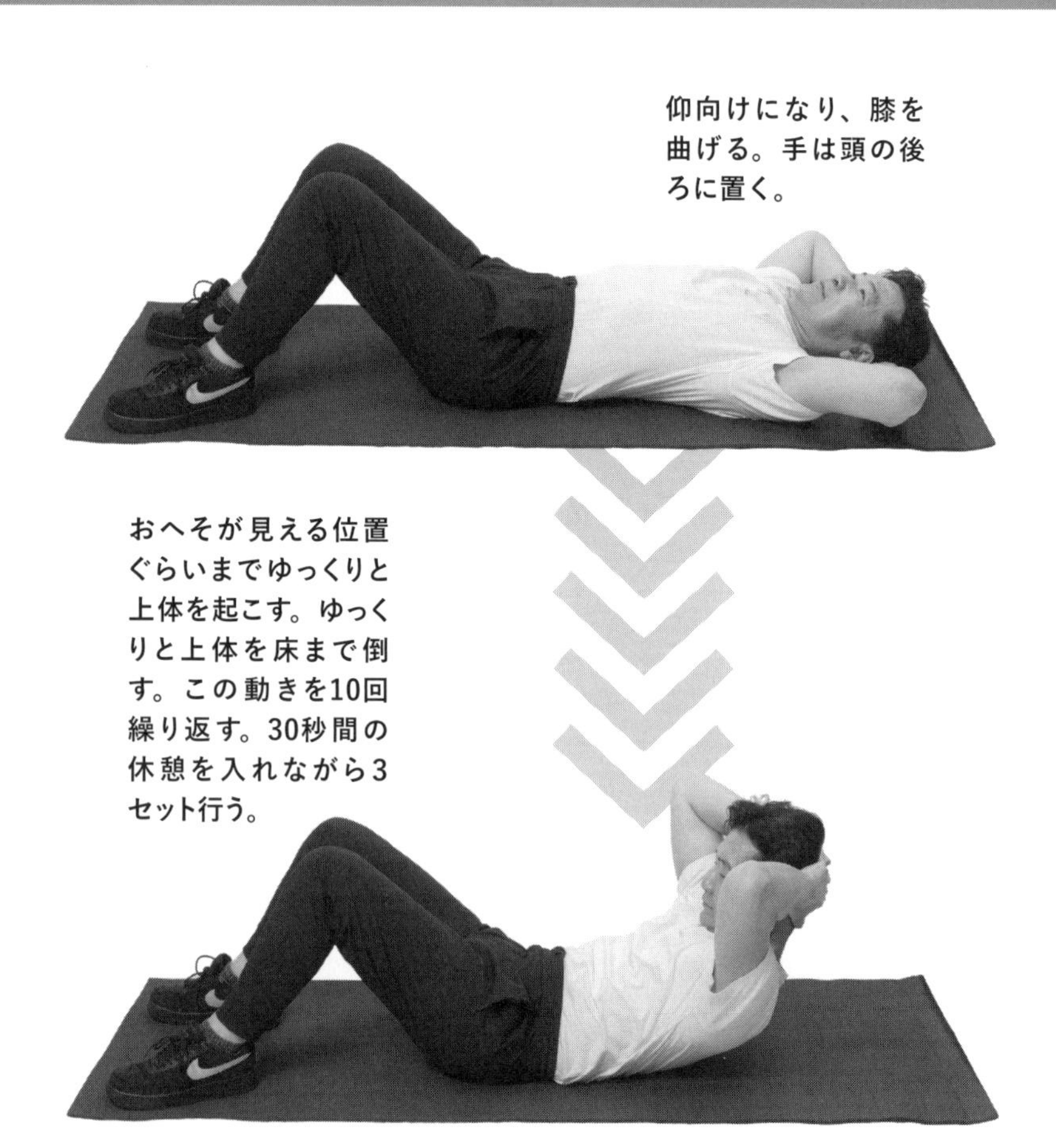

おへそが見える位置ぐらいまでゆっくりと上体を起こす。ゆっくりと上体を床まで倒す。この動きを10回繰り返す。30秒間の休憩を入れながら3セット行う。

クランチは、主に腹直筋の上部を鍛えるトレーニング。
腹直筋を集中的に鍛えることで、引き締まったスリムなお腹を目指しましょう。

Point

「手を後ろに置いた状態だと勢いをつけてしまう」という人は、手を胸の前でクロスして行う。

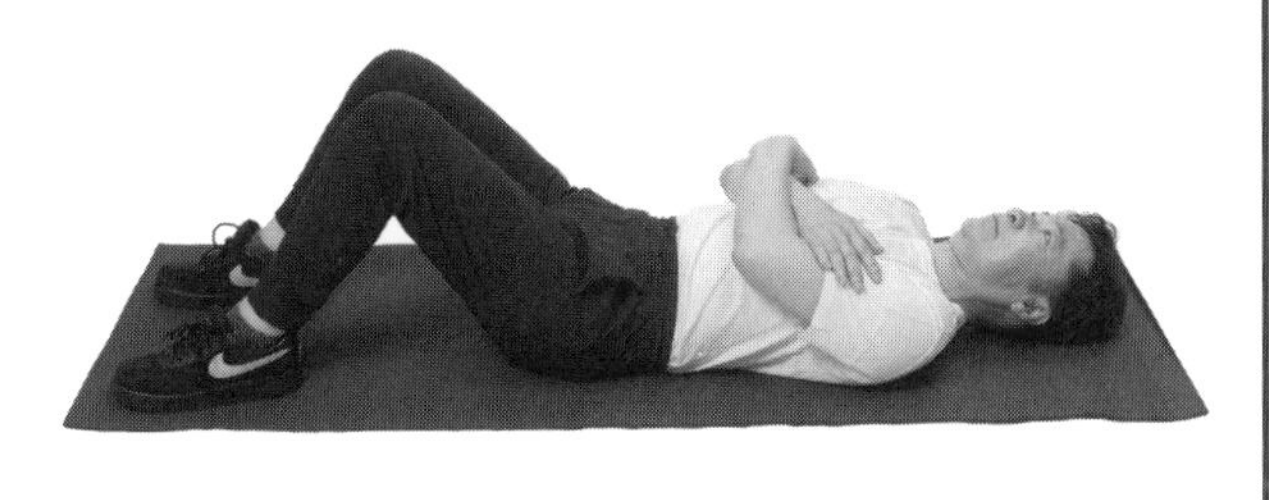

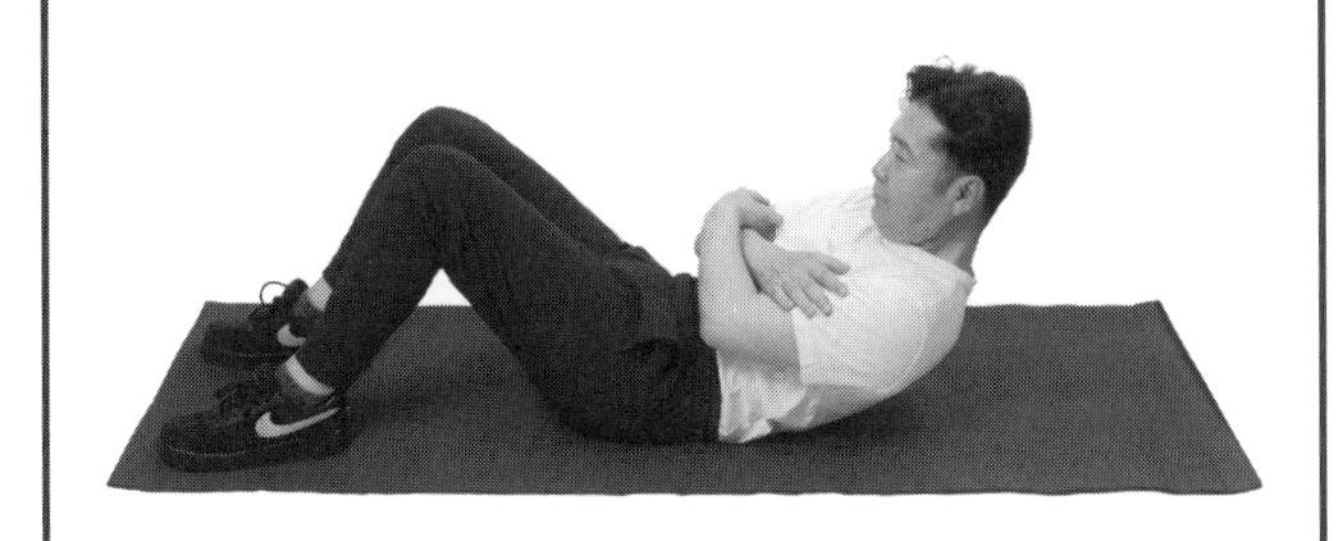

第5章

カッコいい体をキープするために必要なマインドセット

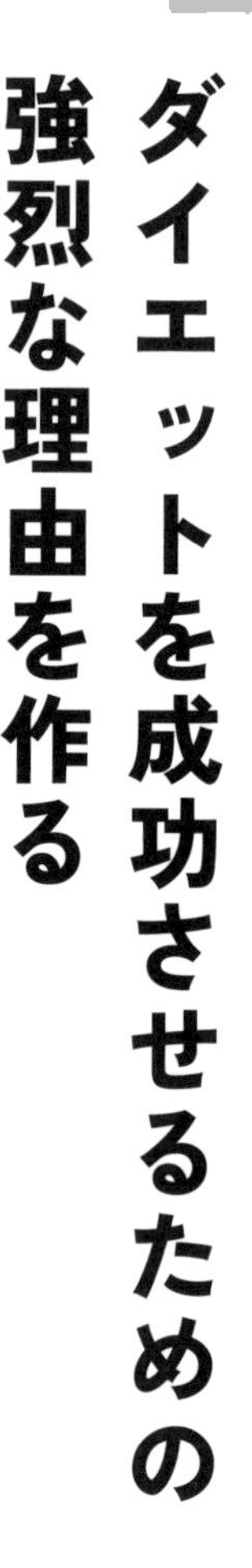

ダイエットを成功させるための強烈な理由を作る

ここまでダイエットのための食事と運動のHow toについて述べてきましたが、ここからは、ダイエットを成功させるためのマインドセットについてお話したいと思います。

今回、ダイエットを行おうと思い立った理由は何だったでしょうか。

「彼女、彼氏からカッコ良いねと言われたい」「すっきりした体型になって家族を驚かせたい」「同窓会で仲間から褒められたい」「健診で今年こそいいデータになって、毎回小言を言ってくる産業医に自分が頑張ったところを認めさせたい」。

どんな理由でも構いません。どれも素晴らしい理由です。でも多くの場合、最初の動機づけがだんだんどこかに行ってしまい、結局うまくいかなかった……となってしまうのです。

では、なぜうまくいかなかったか？　その原因のひとつは、ダイエットに取り組もうと思った理由付けにあります。それが強いものであればあるほどダイエットはうまくいくのです。

例えば友達から「3か月で体重を5kg落としたら1000円あげる」と言われたら、頑張れるでしょうか？　1000円ではちょっとモチベーション上がらないでしょう。

では「10万円あげる」と言われたらどうですか？　これなら頑張る人もいるかもしれませんが、そんなに長続きはしないかもしれませんね。

でももし「5kgのダイエットに成功したら1億円あげる」と言われたらどうですか？

僕なら絶対頑張ります！

ダイエットを頑張れない原因のほとんどは、その能力がないからではありません。ダイエットを頑張れるための〝強烈な理由〟がないからです。

絶対に頑張りたいと思える理由があれば人は必ず実行できます。まずは目標を達成する理由を作って、その理由を強烈にしていくことが大切なのです。

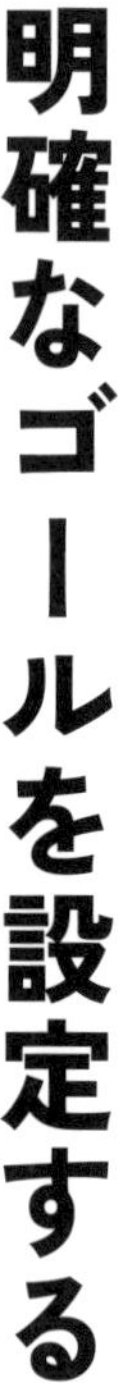

明確なゴールを設定する

いつまでにどれだけの減量をするか、明確になればなるほど、自分がやるべきことがクリアになり、行動を起こしやすくなります。

例えば「3か月後の友達の結婚式までに5kg痩せる」と決めたのであれば、最初の1か月間での目標、2か月目の目標、そして最後のひと月をどう過ごすか。長・中期の目標が明確になることによって、短期でのやるべき行動もはっきりしてきます。

最初の1か月は脂質制限ダイエットで2kg痩せてみようとか、そこで停滞期になったら糖質制限に切り替えようとか、最初の1か月間の運動量は15分程度だったけど2か月目からは増やしてみようとか……。

目標を意識することにより、日々の行動に落とし込むことができます。そのことによって、ダイエットの成功率は格段に上がります。

明日からでも確実にできる第一歩を決める

目標が明確になったら、次は今自分にできる行動を早速明日から、いや今日から始めてみましょう。

簡単にできることからで構いません。0からの出発の際は、最初の1を生み出す第一歩がとても大切です。人はその第一歩を踏み出すときに、できない理由をいろいろ探してしまいがちです。

でも**最初の第一歩を踏み出した人は、そのできない理由を乗り越えた人です。そんな人は1を10や100にすることをそんなに難しいことと感じないはずです。**

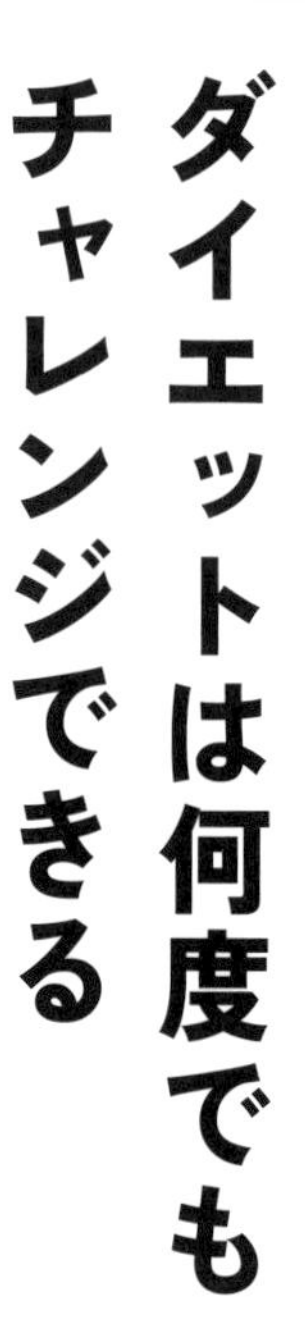

ダイエットは何度でもチャレンジできる

第一歩を踏み出したとしても、人生なかなか予定通りにいくとは限りません。

最初は上手くいっていても想定外のアクシデントが次々と起きてしまい、途中から思った通りにことが運ばないこともしばしばあると思います。

そんな経験を何度もすると「やっぱり私にはできない」「結局今回も無理だった」と思ってしまうかもしれません。でも、大丈夫。人生なんて失敗の連続なのです。

未来は過去の延長線上である必要はありません。人間はいつからでも変わることができます。過去がどうであろうと、人はなりたい自分になれます。ダイエットは何度でも繰り返せるのですから。

リバウンドをポジティブに捉える

そもそもダイエットにリバウンドはつきものです。

あなたが悪いわけではなく、ずっと頑張り続けること自体そんなにできることではないのです。

もうしんどいな、と感じているのなら一度食事制限を緩めてみるのも良いと思います。

なぜ続けられないのだろう、志半ばで諦めてしまった、と自分を責めたしてはいけません。**食事制限を緩める際は「ダイエットで落ちた筋肉を増やす機会」と捉えてみてください。前向きな気持ちで、今日からは〝増量期〟だと思えば良いのです。**

一般的にダイエットはいわゆる〝減量〟ですが、これまでにも述べたように、減量＝筋肉減少を伴います。都合良く脂肪だけが落ちてくれるわけではないのです。

ですから落ちた筋肉を、時々積極的に増やしてあげる必要があります。それが〝増量期〟です。増量期は自分に負けてしまって食べるのではなく、自分の体づくりのために主体的に食べれば良いのです。

「減量がしんどい」と思うのは決してネガティブなことではなく、そろそろ筋肉作りをする時期なのだと前向きに取り組めればいつも幸せです。

幸せのためのダイエットですから。

体重を増やすも減らすも自分次第

体重を自分の思いのままに減らしたり増やしたりする。そんなことができるようになったら、もうあなたはダイエットマスターです。

体重や体脂肪率の数字に支配されているのでなく、自ら主体的にボディメイキングできていることになります。

減量期（＝脂肪を落とす期間）と、増量期（＝筋肉を増やす期間）のスイッチはあなた自身の判断で入れれば良いのです。

そんな風に考えて自分の体重をコントロールできたらあなたは勝者です。

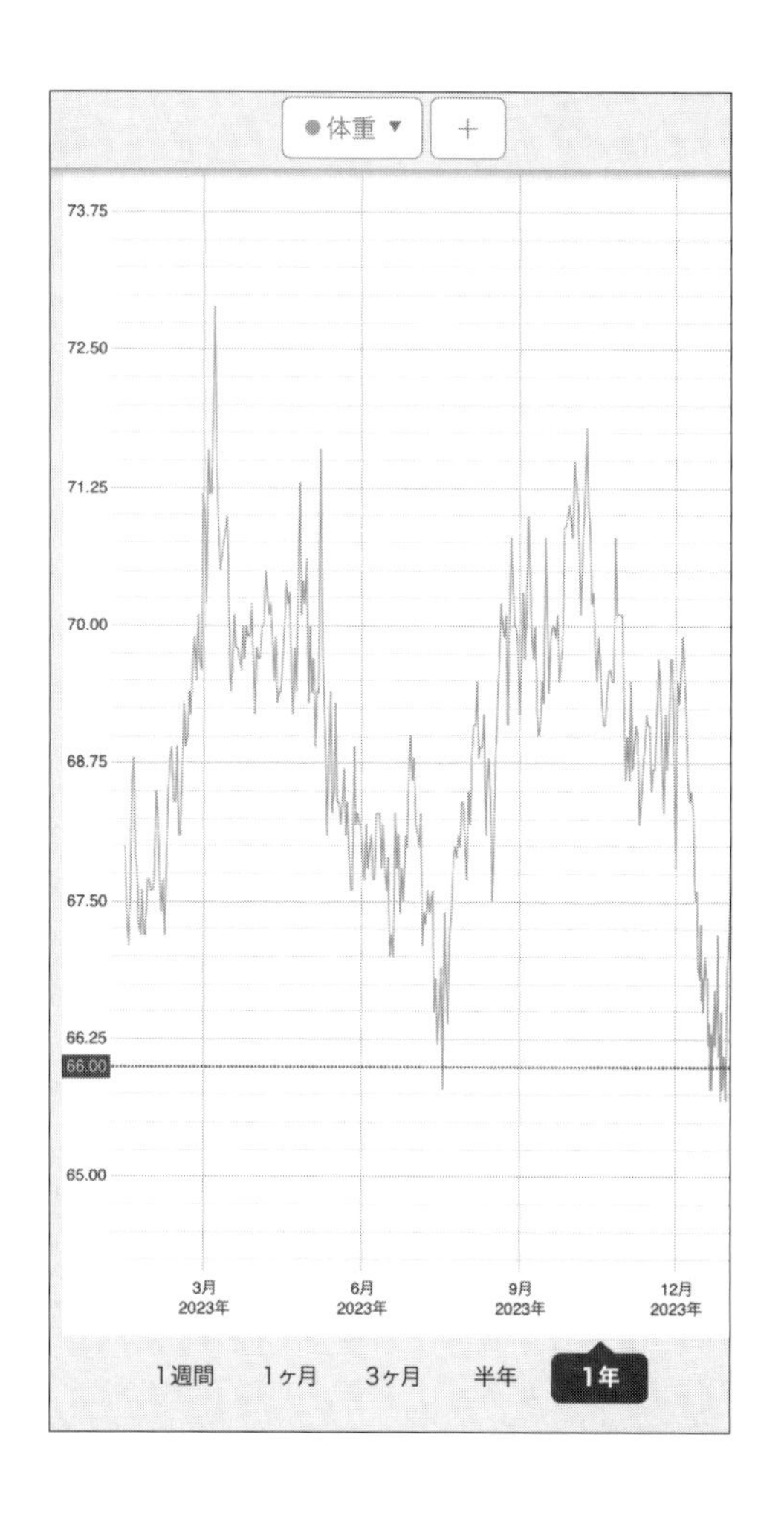

このグラフは私自身のダイエットの記録です。減量期と増量期のスイッチを自分の判断で入れて体重をコントロールしています

ダイエットを成功させるためのヒント

ここからは、実際に外来にいらした患者さんのお悩みと、その解決のヒントをいくつかご紹介します。

自分の信条や習慣、行動を変えるというマインドセットに取り組むことから始めるのがダイエット成功の最大のカギです。

外来相談①　38歳女性・会社員

私はこれまで何度もダイエットに失敗しています。最初はやる気満々で順調に体重も落ちて頑張れるのですが、どうしても長続きせず、成功した試しがありません。ダイエットを継続させるにはどうしたら良いでしょうか。

回答

「頑張り続ける」というのは誰でも難しいことです。例えば2週間とか1か月頑張るといった期限があればできることでも、何か月頑張れば自分で納得のいく成果が出るのか分からないことを続けるのはなかなかしんどいものです。

ダイエットを経験した人なら分かると思いますが、最初は体重が落ちやすいけれど、ある程度のところまでいくと停滞期に入ってしまうこともあります。

それまで順調に減っていた体重が何をやっても減らなくなってしまう停滞期になるとモチベーションが下がって、ダイエットを諦めてしまう人も少なくないと思います。

そんな時に試してみて欲しい方法がいくつかあります。

・食事制限の方法を変えてみる

例えば糖質制限をしていている人であれば、脂質制限に切り替えたり、カロリー制限だけにしてみることによって、代謝が変わってまた体重が落ち始めることがあります。

・チートデイを設ける

長期間摂取カロリーを抑えていると身体が省エネモードになり、基礎代謝が落ちて、消費エネルギーも減った状態でバランスを保とうとします。そんな時、1日だけ食事量を増やすことにより、下がっていた基礎代謝をアップさせることがあります。

しかし、このチートデイはあまり回数を多くしすぎるとまた体重が増えていってしまうので、多くとも週1日程度にした方が良いと思います。チートデイの当日、ないし翌日は運動量を少し増やしてみることをおすすめします。

・有酸素運動やトレーニングの量を増やす

もともとの運動量がどれくらいなのかによって効果の有無が変わりますが、体に刺激を与えるという意味で運動量を増やすのは良いと思います。

これらの方法を試していただけば、多くの場合、停滞期を乗り越えるのではないかと思います。

そしてまた体重が減らすことができる時期がやってきます。ですから体重が減らない停滞期がやってきても凹まずに、「頑張って現状を維持できている自分はえらい」と思って、今やるべきことを淡々と続けてみてください。

外来相談② 52歳男性・会社員

私は意思が弱いせいかダイエット中でも間食が我慢できず、つい食べてしまいます。どうしたら我慢できますか？

回答

ダイエット中の間食はできるだけ控えた方がもちろん良いのですが、絶対にダメということでもありません。

例えば、糖質を制限しているダイエットを実践している人であればナッツ類やヨーグルト類ならOKですし、脂質制限のダイエット中であればおにぎりや和菓子などもOK。

目に付くものをやたらめったらに食べるのはいけませんが、食べる前に一度立ち止まり、自分自身がどのようなダイエットを実践しているのかを思い起こして、間食する物もじっくり選ぶようにすると良いでしょう。

コンビニなどで手軽に買える物の中でも注意しなくてはいけないのはポテトチップス

や菓子パン類です。

ポテトチップスは糖質が多く含まれるジャガイモを油で揚げているので高糖質で高カロリー。菓子パンも小麦粉や砂糖などの糖質だけでなく、クリームなどの脂質が入っているとかなり高カロリーになります。「手軽に小腹を満たす」どころか1食分の糖質量やカロリー量になり兼ねません。

「間食は我慢しなくてはいけない」と思い込まずに、「何だったら食べても大丈夫なのか」を考えて、ダイエット中の間食も楽しめるようにしてください。

外来相談③ 51歳女性・主婦

20～30代の頃は45kgをずっとキープしていましたが、50代になり50kg台後半に。ダイエットしてもなかなか元の体重には戻りません。

20年以上前の体重に戻すのはやはり難しいのでしょうか。

回答

仮に30代の頃と50代になった今も同じ体重だったとしても、体の中身＝体組成はだいぶ異なっているものです。

私たちの体は大きく分けて筋肉、脂肪、骨、水分などで構成されています。一般的に加齢に伴って基礎代謝は低下しますが、この原因は筋肉量の減少にあります。さらに筋肉量の減少は活動時のエネルギー代謝量の低下にもつながります。

このように複数の要因が組み合わさり、加齢とともに総エネルギー消費量が低下するわけですが、それにも関わらず若い頃と同じように、またはそれ以上に食べ続けていると脂肪としてだんだん蓄積されていきます。

若い頃の体重の数字を指標にすることは悪くはないですが、その数字に囚われたダイエットはおすすめできません。

数字を気にするのであれば20年以上前の体重ではなく、現在の筋肉量と体脂肪率をしっかり把握する方が賢明です。今の筋肉量をいかに増やして体脂肪率を下げるかを考えながら、バランスの良い食事と運動を取り入れましょう。

また、私は数字も然ることながら見た目が大事だと思っています。鏡の前に立ったときに残念に思うのではなく、自信になるような体型を目指すのです。もうちょっとお腹周りを凹ませたいとか、二の腕を引き締めたいとか、自分が理想とするフォルムを目指してダイエットするのも良いと思います。

外来相談④　55歳男性・会社員

運動は苦手です。筋トレやジョギングをしないと痩せないですか？

回答

ダイエットをするのであれば、今よりも何かしらの形で運動量を増やした方が良いことは確かです。しかし、筋トレやジョギングがマストではありません。

「運動」というと構えてしまう人もいると思いますが、気負う必要はなく、自分のできる範囲で体を動かすことから始めてみましょう。

例えば、用事がなければほとんど家から出ないという人が、1日15分の散歩をするだけでも大きな一歩です。

１日15分の散歩で目に見えて体重が減るということはないでしょう。しかし、「家を出て外の空気を吸いながら散歩をする」ことが習慣化すれば、それは大きな価値になります。例えば、散歩をしているうちに「今日は天気が良いからもう少し歩いてみよう」「いつもとは違う場所へ行ってみよう」といった気分になることがあるかもしれません。汗をかくのが気持ちいいと思うようになるかもしれません。そんな風に思えたらベストです。

外来相談⑤　60歳男性・会社経営

ダイエットをしているとモチベーションを保つのがだんだん難しくなってきます。モチベーションを保つコツが知りたいです。

回答

これは①の相談者さんにも共通して言えることですが、期限を設けることがモチベーション維持には効果的です。

目標体重を設定するのも良いですが、ダイエット期間を設定せずに続けていると「いつまで頑張ればいいのだろう」という気持ちがどうしても出てくるものです。

モチベーションが落ちやすい人は、期限を短めに設定すると良いでしょう。まずは1カ月間頑張ってひと区切りつけてみる。その上で、さらに頑張れそうだったらもう1カ月頑張ってみる。といった具合に繰り返していくと、結果的に3か月や半年ぐらい続けられたという人も多いです。

外来相談⑥　38歳女性・会社員

私の家族（両親と姉）はみんな太っています。太っていることは遺伝が原因でしょうか？　もしそうならダイエットしても痩せるのは難しいのでは……と思ってしまいます。

回答

骨格的にがっしりした体型で、それがご両親のどちらかに似ている、というのは考えられることです。遺伝的に体型が似ることは否定できませんが、遺伝によるものだと考えている中にも、実は食事や運動などの環境因子によるものが多いことも事実です。実際、ご両親が太っていても、きょうだい同士で体型がかなり違うという人もたくさんいます。

例えば、ご両親がもともとオーバーカロリーな食事をされていて、そのような食事環境で育っていけば、お子さんもオーバーカロリーの食事が当たり前となっていきます。

20歳ぐらいまでは基礎代謝も高いので、そんなに太らなかったとしても、加齢とともに基礎代謝が落ち、脂肪が少しずつ蓄えられて、気が付いたらご両親と同じような体型になっていた……。このようなケースも多くみられますが、この場合は遺伝ではなく環境因子が原因だと考えられます。

外来相談⑦　42歳男性・派遣社員

仕事が忙しいうえに夜勤も多く、なかなか規則正しい生活を送るのが難しいです。食事は外食やお弁当がほとんどで運動習慣もありません。まず何から取り組めば良いですか？

回答

仕事柄、不規則な生活を送られていると、朝や昼に就寝されることも多いと思います。仕事が終わって眠る前にお腹が空くこともあると思いますが、できれば就寝前2時間以内は食事を控えた方がベター。

就寝直前に食事を摂ってしまうと、その分のエネルギーはほとんど消費されないまま蓄積されてしまいます。どうしても小腹が空いているときは、脂肪分が少ないギリシャヨーグルト（オイコス、パルテノなど）を少量摂るのがおすすめです。

規則正しい生活を送るのが難しいという人は、食事を摂るタイミングを工夫すると良いでしょう。

おすすめなのは**1日の食事量はそのままで、回数を4回や5回など増やして小まめに摂る方法です。休憩時間にちょこちょこ食べて小腹を満たしておけば、仕事が終わってからのドカ食いを防ぐことができます。**

お弁当を何回かに分けて食べても良いですし、プロテインバーなどを間食として利用するのもおすすめです。

あとがき

ここまでお読みいただいてありがとうございました。皆さんどのようにお感じになられましたか。

「結構面倒くさいんだね」

「もっと簡単にできる方法があるんじゃないの」

そんな風に感じられたかもしれません。でも、本文でも触れたように、私がおすすめするダイエットの本質はシンプルです。

摂取カロリーをきちんと把握して、消費するカロリーを増やしながら筋肉を落とさないようにして、脂肪を落としていく。それだけのことです。

でもそれだけのことがなかなか難しいのも事実です。

以前は私自身もダイエット＝食事制限、あるいは運動量を増やす、というどちらか極端な考え方を持っていました。でも、食事制限だけでは少し前まで自分で実践したダイエットのように筋肉も落ちて、ただ痩せるだけになってしまいます。

そして、やはり食事制限をしていると空腹感が強くなり、つらくなります。

「運動をしなくては」と思って、仮に毎日休まず時速4km（普通に話しながら歩くくらいの速度）で30分歩いたとして、体脂肪1kgを燃やすのに約100日かかります。1か月で約0・3kgの体重減少では、普通の感覚なら「毎日欠かさず30分も歩いているのに体重が全然変わらない」という気持ちになる。自分が全然変われなくて、つらいダイエット、長続きしないダイエットになってしまうのも当たり前です。

でも今は、減量にしても、増量にしても、思った通りに身体は反応してくれますので、自分が主体となった身体づくりができています。

みんなと一緒に楽しく会食することもしばしばあります。ただし、その時は、食べたもの記録を必ず残しアプリで栄養管理しています。

最近は運動量をきちんと確保していることもあり、増量期にかなり食べても以前ほど体重増加しなくなりました。基礎代謝が上がって、全身の代謝が若返ってきた感じがしています。

身体が若返ると気持ちも若返ります。ぜひ、皆さんにもダイエットマスターへの道を歩んでいただいて、どんどんカッコ良く、きれいに、そして健康的になっていただきたいと思います。

最後になりましたが、この本の製作にご協力いただいた管理栄養士の丸山裕加さん（ファイト！）と西脇千尋さん（ファイト！）、パーソナルトレーナー目川龍将君（FITPLACE24久屋大通店）には心から感謝いたします。

もし、この本をお読みになって、ダイエットマスターへの道をもっと知りたいと思っていただけた方はこちらのＵＲＬから私の公式ＬＩＮＥに御登録いただければ、いくつかの限定特典を無料でプレゼントしておりますので、是非チェックしてみてください。

QRコード

今までなかなかうまくいかなかった人も、最初からあきらめている人も、未来は過去の延長線上である必要はありません。

ぜひ明日から、いや今日から、なりたい自分になりましょう。

野田泰永

参考文献リスト

第1章

[1] Satoru Yamada. Consideration of adequate carbohydrate intake, Glycative Stress Research 2018; 5 (1): 001-011

[2] Steven BH, et al. Proportion of caloric restriction-induced weight loss as skeletal muscle. Obesity (Silver Spring). 2024 Jan;32(1):32-40

[3] Angelo Sabag(2018)The compatibility of concurrent high intensity interval training and resistance training for muscular strength and hypertrophy: a systematic review and meta-analysis

[4] Adrian Markov(2021)Acute Effects of Aerobic Exercise on Muscle Strength and Power in Trained Male Individuals: A Systematic Review with Meta-analysis

第2章

[5] 日老医誌．2010；47：52-57.

[6] I Janssen 1, (2000) J Appl Physiol. Jul;89(1):81-8. Skeletal muscle mass and distribution in 468 men and women aged 18-88

第3章

[7] CKD 診療ガイド2024（日本腎臓学会編） p 55～57

[8] 1.van Vliet S, et al. The Skeletal Muscle Anabolic Response to Plant- versus Animal-Based Protein Consumption. J Nutr. 2015 Sep;145(9):1981-91.

[9] Trommelen, J., et.al. The Muscle Protein Synthetic Response to Meal Ingestion Following Resistance-Type Exercise. Sports Med 49, 185–197 (2019).

[10] 3.Wolfson RL, et al. Sestrin2 is a leucine sensor for the mTORC1 pathway. Science. 2016 Jan 1;351(6268):43-8.

[11] Anthony JC, et al. Signaling pathways involved in translational control of protein synthesis in skeletal muscle by leucine. J Nutr. 2001 Mar;131(3):856S-860S

[12] Morton, Robert W et al. "A systematic review, meta-analysis and meta-regression of the effect of protein supplementation on resistance training-induced gains in muscle mass and strength in healthy adults." British journal of sports medicine vol. 52,6 (2018)

[13] Mollahosseini M, et al. Effect of whey protein supplementation on long and short term appetite: A meta-analysis of randomized controlled trials. Clin Nutr ESPEN. 2017 Aug;20:34-40.

[14] Ravn AM, et al. Thermic effect of a meal and appetite in adults: an individual participant data meta-analysis of meal-test trials. Food Nutr Res. 2013 Dec 23;57

[15] Wirunsawanya K, et al. Whey Protein Supplementation Improves Body Composition and Cardiovascular Risk Factors in Overweight and Obese Patients: A Systematic Review and Meta-Analysis. J Am Coll Nutr. 2018 Jan;37(1):60-70.

[16] van Vliet S, Shy EL, et al. Consumption of whole eggs promotes greater stimulation of postexercise muscle protein synthesis than consumption of isonitrogenous amounts of egg whites in young men. Am J Clin Nutr. 2017

[17] 厚生労働省　国民健康・栄養調査　令和（元年）20歳以上

[18] José L Areta, et al. Timing and distribution of protein ingestion during prolonged recovery resistance exercise alters myofibrillar synthesis. J Physiol. 2013 May 1;591(9):2319-31

[19] Madonna M Mamerow, et al. Dietary protein distribution positively influences 24-h muscle protein synthesis in healthy adults. J Nutr. 2014 Jun;144(6):876-80.

[20] Joshua L Hudson, et al. Effect of protein supplements with meals, versus between meals, on resistance training-induced body composition in adults: a systematic review. Nutr Rev. 2018 Jun 1;76(6):461-468.

[21] Jeong JN. Effect of pre-meal water consumption on energy intake and satiety in non-obese young adults Clin Nutr Res. 2018 Oct;7(4):291-296.

[22] Jordan M Joy, et al. Daytime and nighttime casein supplements similarly increase muscle size and strength in response to resistance training earlier in the day: a preliminary investigation J Int Soc Sports Nutr. 2018 May 15;15(1):24.

[23] Janine Wirth, et al. The role of protein intake and its timing on body composition and muscle function in healthy adults: a systemic review and meta-analysis of randomized controlled trials. J Nutr. 2020 Jun 1;150(6):1443-1460.

[24] Schoenfeld BJ, et al. Pre versus post-exercise protein intake has similar effects on muscular adaptation. PeerJ. 2017 Jan 3;5:e2825.

[25] Volek JS, et al. Whey protein supplementation during resistance training augments lean body mass.J Am Coll Nutr. 2013;32(2):122-35.

[26] Tang JE, et al. Ingestion of whey hydrolysate, casein, or soy protein isolate: effects on mixed muscle protein synthesis at rest and following resistance exercise in young men. J Appl Physiol (1985). 2009 Sep;107(3):987-92.

[27] Atefeh Tahavorgar, et al , Corrigendum to "Whey protein preloads are more beneficial than soy proteins in regulating appetite, calorie intake, anthropometry, and body composition of overweight and obese men Nutr Res. 2014 Oct;34(10):856-61.

[28] Mary E Van Elswyk, et al. A systematic review of renal health individuals associated with protein intake above the US recommended daily allowance in randomized controlled trials and observational studies. Adv Nutr. 2018 Jul 1;9(4):404-418.

[29] James W Krieger , et al. Effects of variation in protein and carbohydrate intake on body mass and composition during energy restriction: a meta-regression, Am J Clin Nutr. 2006 Feb;83(2):260-74.

[30] Bradley C J, et al, Comparison of weight loss among named diet programs in overweight and obese adults: a meta-analysis. JAMA, 2014 Sep 3;312(9):923-33.

第4章

[31] Moritz S, et al. Compatibility of Concurrent Aerobic and Strength Training for Skeletal Muscle Size and Function: An Updated Systematic Review and Meta-Analysis. Sports Med. 2022 Mar;52(3):601-612.

[32] Hickson RC. Interference of strength development by simultaneously training for strength and endurance. Eur J Appl Physiol Occup Physiol. 1980;45(2-3):255-63

[33] Wilson JM, et al. Concurrent training: a meta-analysis examining interference of aerobic and resistance exercises. J Strength Cond Res. 2012 Aug;26(8):2293-307

[34] Kevin A Murach, et al.(2016)Skeletal Muscle Hypertrophy with Concurrent Exercise Training: Contrary Evidence for an Interference Effect. Sports Med. 2016 Aug;46(8):1029-39.

■ **野田　泰永**（のだ　やすなが）

1962年生まれ。医学博士。日本スポーツ協会公認スポーツドクター。日本循環器学会専門医。1986年筑波大学卒業後、帝京大学医学部附属病院、東京女子医科大学病院、筑波大学附属病院、国立病院医療センター（現国立国際医療研究センター病院）にて循環器外科、消化器外科の診療に従事。1992年より東京厚生年金病院（現東京新宿メディカルセンター）にて外科医長として臨床に携わる。1994年より筑波大学医学研究科（大学院）にて心臓生理学を学ぶ。1998年愛知県名古屋市に「サクラクリニック」を開院。現在は高血圧病や糖尿病など生活習慣病を中心に、最新医療を積極的に取り入れた診察を行っている。クリニック内には疾病予防・運動療法指導のための健康増進施設「ファイト」を設立し、患者の疾病にあわせた運動プログラムを提供。治療だけではなく、食事や運動など生活改善のアドバイスにも力を入れており、健康管理・健康増進に尽力している。著書に『怖い「血管死」を防ぐ食事＆トレーニングメソッド』（幻冬舎）、『血管死を防ぐ』（マガジンハウス）などがある。

■ プロデューサー：水野俊哉
■ 装丁：渡邊民人（TYPEFACE）
■ 本文デザイン：森岡菜々（TYPEFACE）
■ 写真：中西謙

ドクターズダイエット
痩せるだけがゴールじゃない！

2025年1月30日　初版第1刷発行

著者　　野田泰永
発行者　　大久保尚希
発行　　サンライズパブリッシング株式会社
〒150-0043
東京都渋谷区道玄坂1-12-1　渋谷マークシティW22
TEL03-5843-4341
発売元　　株式会社飯塚書店
〒112-0002
東京都文京区小石川5丁目16-4
印刷・製本　　モリモト印刷株式会社

ISBN 978-4-7522-9032-2　C2047